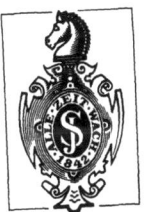

Peter Goebel

Abbruch der ungewollten Schwangerschaft

Ein Konfliktlösungsversuch?

Mit 40 Abbildungen und 19 Tabellen

Springer-Verlag
Berlin Heidelberg New York Tokyo 1984

Dr. Peter Goebel

Institut für Soziale Medizin
der Freien Universität Berlin FB1, WE 8,
Thielallee 47, 1000 Berlin 33

ISBN-13: 978-3-540-13230-1   e-ISBN-13: 978-3-642-69619-0
DOI:10.1007/978-3-642-69619-0

CIP-Kurztitelaufnahme der Deutschen Bibliothek
Goebel, Peter: Abbruch der ungewollten Schwangerschaft: e. Konfliktlösungsversuch? / Peter Goebel. - Berlin; Heidelberg; New York; Tokyo: Springer 1984

2119/3140-543210

Vorwort

Freud prophezeite 1898, daß eines der größten Triumphe der Menschheit und eine der fühlbarsten Befreiungen vom Naturzwang wäre, dem unsere Gesellschaft unterworfen ist, wenn es gelänge, den verantwortlichen Akt der Kinderzeugung zu einer willkürlichen und beabsichtigten Handlung zu erheben und ihn von der Verquickung mit der notwendigen Befriedigung eines natürlichen Bedürfnisses loszulösen.

Es ist gelungen, aber der Triumph und die Befreiung haben sich nur bedingt eingestellt. Die Konflikte wurden auf eine andere Ebene verschoben.

Die vorliegende Untersuchung soll dazu beitragen, die Entstehungsursachen von ungewollten Schwangerschaften, die abgebrochen werden, im psycho-sozialen Kontext zu verstehen. Einsicht und Verständnis in die Zusammenhänge sind Voraussetzung für eine Entkrampfung der Diskussion um den § 218 und für eine Reduzierung der für alle Beteiligten mit Leid, Schmerz und Demütigungen verbundenen Abbrüche.

Die Untersuchung war nur möglich aufgrund der außerordentlich guten Mitarbeit der betroffenen Frauen und durch die tatkräftige Unterstützung der Schwestern und Ärzte der Gynäkologischen Abteilung des DRK-Krankenhauses Jungfernheide in Berlin. Hiermit möchte ich mich bei ihnen allen nochmals bedanken. Mein Dank gilt auch Herrn Dipl.-Psych. W. Baer für die Verrechnung der Daten, dem Ingenieur-Büro IBB für die Überlassung der Rechenanlage und Frau I. Ulbrich für ihre Hilfe bei der Anfertigung des Manuskripts.

Berlin, im Mai 1984   Peter Goebel

Inhaltsverzeichnis

1 Der Schwangerschaftsabbruch in der Bundesrepublik Deutschland

1.1 Der § 218

Seit Beginn des Jahrhunderts findet die Forderung nach freier Entscheidung über die eigene (gemeinsame) Leibesfrucht immer stärkere Unterstützung in der weiblichen Bevölkerung. Dabei sei an die Selbstbezichtigungen, abzutreiben und abgetrieben zu haben, im „Spiegel" erinnert sowie an die Aktion § 218 unter dem Motto „Mein Bauch gehört mir". Der am 21. Juni 1976 in der Bundesrepublik Deutschland in Kraft getretene reformierte § 218 weist den Schwangerschaftsabbruch für die Frau immer noch als prinzipiell strafbar aus, es sei denn, es liegt eine durch gesundheitliche und/oder soziale Gründe bedingte Notlage vor. In solchen Fällen kann innerhalb eines befristeten Zeitraumes einem Abbruchverlangen durch einen Arzt entsprochen werden.

Diese sogenannte Indikationslösung ist umstritten, unter anderem, weil die Notlage nur schwer zu definieren ist. In der Praxis zeigen sich große regionale Schwankungen in der Abbruchhäufigkeit, was die unterschiedliche Einstellung der Ärzte und anderer gesellschaftlicher Gruppen zu dem § 218 wiedergibt. Für 1978 wurden auf 100 Geburten in Berlin 30,5 Abbrüche, in Hamburg 33,8, im Saarland 5,8 und in Rheinland-Pfalz 2,8 Abbrüche gemeldet (Kattentidt 1980). Die Unterschiede sind aber auch durch die unterschiedlichen und ungenügenden Erhebungsverfahren bedingt (Korporal und Tietze 1981). Die teilweise kontrovers und ideologisch geführten Diskussionen finden sich im Deutschen Ärzteblatt (Iversen 1979; Poettgen 1979; Oeter F. 1979; Deneke 1980; Heinrichs 1980; Mayer 1980; Stoll 1980) und im Berliner Ärzteblatt (Wolff 1980). Eine Zusammenfassung über die bei uns geltenden Spielregeln zum Töten und der dazu gehörenden Moralproblematik gibt Adler (1980).

In Berlin-West wird der § 218 großzügig interpretiert, so daß von einer Fristenlösung gesprochen werden kann. Somit läßt sich die Entwicklung der Abbrüche mit anderen Ländern vergleichen, in denen meistens eine Fristenlösung praktiziert wird: DDR 1972, Großbritannien 1968, Dänemark 1973, Schweden 1975, USA 1973 (Unterrichtung durch die Bundesregierung 1980).

1.2 Zur Abbruchsentwicklung in West-Berlin

Für das gesamte Bundesgebiet ermittelt das Statistische Bundesamt 1979 82 788 Abbrüche, davon entfallen nach seinen Angaben 1979 auf West-Berlin 4311 (Statistisches Jahrbuch 1979). Die vom Senator für Gesundheit angegebene Zahl der Schwangerschaftsabbrüche für 1979 in Berlin beträgt 10 104 (Statistisches Jahrbuch Berlin 1980). Die Diskrepanz erklärt sich durch die zwei unterschiedlichen Meldeverfahren. So verlangt das Bundesamt, daß jeder Abbruch einzeln auf einem gesonderten Formular gemeldet wird, was aufgrund der Aufwendigkeit offensichtlich nicht konsequent durchgeführt wird. Der Senator für Gesundheit und Umweltschutz dagegen fordert eine monatliche Fallzahlmeldung.

Seit der Reformierung des § 218 steigt die Zahl der Abbrüche in West-Berlin vor allem zwischen 1976 und 1978 stark an – eine Dunkelziffer wird hell – und pendelt sich dann auf ein Niveau zwischen 10 000 und 11 000 ein (Tabelle 1). Daß es keinen Zusammenhang zwischen den Abbrüchen und der Zahl der Entbindungen gibt, läßt sich anhand der Entwicklung der Entbindungen und der Eheschließungen erkennen. Danach sind die Entbindungen im Verhältnis zu den Eheschließungen weitgehend gleich geblieben, trotz dramatisch zunehmender Ehescheidungen.

Tabelle 1. Zeitliche Entwicklung von Grunddaten zu Schwangerschaftsabbrüchen für West-Berlin. Landesstatistik des Senators für Gesundheit und Umweltschutz 1977 bis 1981 und Statistisches Jahrbuch Berlin 1977 bis 1983

Jahr	Abbrüche	Entbindungen	Fehlgeburten	Eheschließungen	Scheidungen
1976	5 920	17 416	2 652	12 691	7 005
1977	8 555	16 310	2 454	12 789	ca. 5 000
1978	9 907	16 451	2 407	10 804	960
1979	10 104	16 967	2 555	10 754	3 675
1980	10 330	18 306	2 553	11 833	5 559
1981	11 483	18 619	2 626	12 658	6 497

Im internationalen Vergleich liegt die Zahl der Abbrüche, bezogen auf 1 000 Frauen (Tabellen 2 u. 3) in West-Berlin im oberen Bereich, bezogen auf 100 Schwangerschaften im unteren Bereich (Tabellen 2 u. 3). Der relativ hohe Wert in der DDR ist vor allem deshalb erstaunlich, weil 1976 40 % der Frauen die Pille einnahmen (Schmidt-Harzbach 1979), in der Bundesrepublik hingegen 33,8 % (Demographic Yearbook 1980), zudem sind dort Antikonzeptionsmittel kostenlos und es soll eine intensive Beratung über Antikonzeptionsmethoden stattfinden. Auf die erheblichen altersabhängigen Unterschiede wird in Kap. 5 eingegangen.

Um eine Vorhersage über die Entwicklung der Abbruchquoten bei zunehmender liberalisierter Handhabung des § 218 in der Bundesrepublik zu machen und/oder um die wirkliche Abbruchzahl in der Bundesrepublik zu erfassen, kann man die Abbrüche in West-Berlin in Relation zur Bevölkerung und den Lebendgeborenen auf die Bundesrepublik übertragen. Bei einem Bevölkerungsverhältnis zwischen West-Berlin und der Bundesrepublik von 1:32,2 für 1979 (Statistisches Jahrbuch 1981) würde (müßte) sich auf der Grundlage von 10 104 Abbrüchen 1979 in Berlin eine Abbruchzahl von 325 000 für das gesamte Bundesgebiet ergeben und bei Zugrundelegung der Relation zwischen Abbruchhäufigkeit und Anzahl der Lebendgeborenen von 17 259 für 1979 (Statistisches Jahrbuch Berlin 1981) 327 000 Abbrüche.

Tabelle 2. Legale Abbrüche auf 1000 Frauen und legale Abbrüche auf 100 gemeldete Schwangerschaften 1975-1979. (Nach Lewitt u. Tietze (1982); von mir erweitert um die Zahlen aus West-Berlin)

Land	Das zum Zeitpunkt der Konzeption ermittelte Alter							
	14 oder weniger	15-17	18-19	20-24	25-29	30-34	35-39	40 oder mehr
Legale Abbrüche auf 1000 Frauen[a]								
Tschechoslowakei	0,1	6	18	35	43	39	26	10
DDR	0,5	14	25	30	35	34	25	10
Ungarn	1,4	20	39	41	44	43	37	18
England & Wales	1,6	15	21	17	12	10	8	4
Schweden	3,0	18	30	27	23	21	18	11
USA	5,2	31	58	46	27	16	9	3
West-Berlin (1979)		25		43	41	29	15	6
Legale Abbrüche auf 100 gemeldete Schwangerschaften								
Tschechoslowakei	29	17	11	14	27	46	65	80 = 36,1
DDR	33	24	16	18	36	60	76	88 = 43,9
Ungarn	23	26	22	20	32	56	76	89 = 43
England & Wales	61	38	23	12	9	14	33	51 = 30,1
Schweden	88	63	37	21	16	25	47	78 = 46,9
USA	41	40	39	29	21	24	39	52 = 35,6
West-Berlin (1979)								= 34,1

[a] Die Angaben für die 14jährigen und jüngeren beziehen sich auf die Frauen, die 13 und 14 Jahre alt sind, und die Angaben für die 40jährigen und älteren beziehen sich auf die Frauen, die 40 bis 44 Jahre alt sind

Diese Hochrechnungen sind nur bedingt verwertbar, denn andere Faktoren, wie die unterschiedliche Zusammensetzung der Bevölkerung (Alter, Zivilstand, Ausbildungssituation), größere Familienverbände, andere Einstellung zu Kindern, günstigere räumliche Situationen, religiöse Bindungen bestimmen das generative Verhalten mit. Weiterhin gibt es in Berlin zahlreiche ausländische Frauen, die vermutlich den Abbruch als Instrument zur Familienplanung einsetzen.

Beunruhigend an den aufgezeigten Entwicklungen ist die hohe Steigerung der Ehescheidungen. So sind von den 1950 geschlossenen Ehen 1975 10% geschieden, von den 1970 geschlossenen Ehen ist dieser Prozentsatz bereits 1976 erreicht (Schwarz 1980). Die meisten Ehen werden zwischen dem zweiten bis fünften Ehejahr geschieden, die meisten erstgeborenen Kinder kommen nach dem ersten Ehejahr zur Welt, die meisten zweitgeborenen nach dem vierten und fünften Ehejahr (Statistisches Jahrbuch 1981). Erfreulich hingegen ist, daß die Zahl der Mußehen ebenfalls stark abgenommen hat (Schwarz 1980).

Roussel beschreibt aus systemischer Sicht, wie die Vorstellung von dem Modell „Ehe" sich verändert hat. Den Paaren, die heute eine Ehe schließen, ist die Vorstellung einer Scheidung nichts Undenkbares mehr. Entscheidend für den Verlauf der Ehe ist die Wechselwirkung zwischen der denkbaren Trennung und dem Willen und der Fähigkeit, eine Krise in der Beziehung zu meistern. Das Modell von der möglichen Trennung einer Ehe hat zu einer Abnahme,

Tabelle 3. Legale Abbrüche auf 1 000 Frauen im Alter von 15 bis 44 Jahre verschiedener Länder, 1980. (Nach Henshaw u. O'Reilly (1983); von mir erweitert um die Angaben aus West-Berlin)

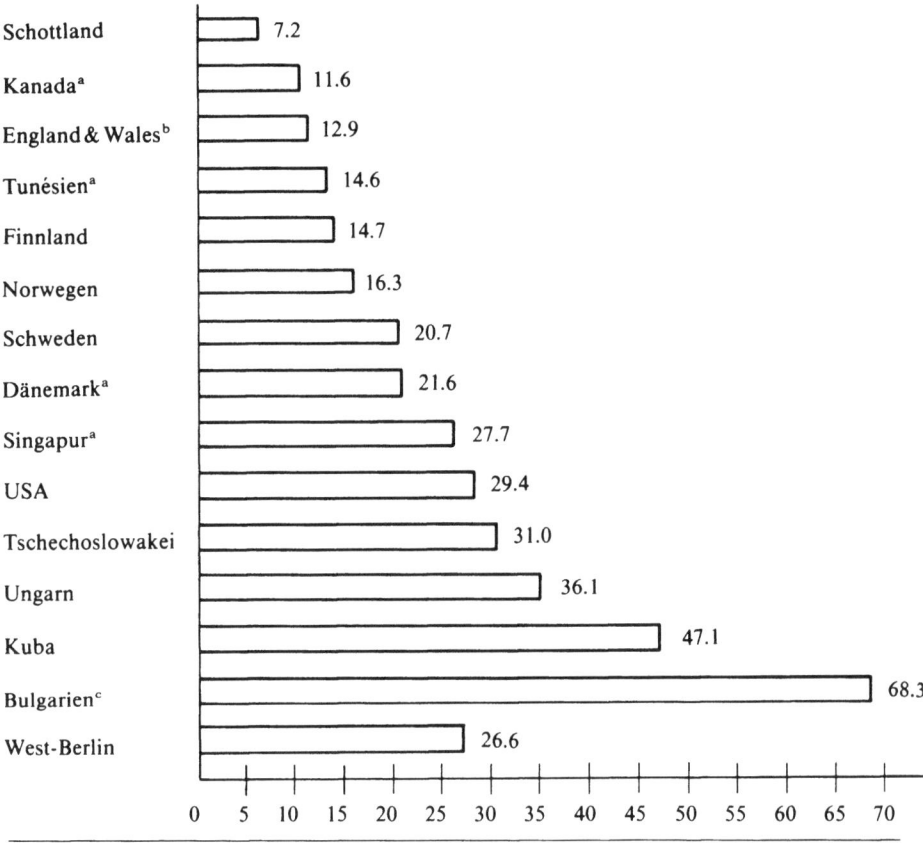

^a 1979
^b Nur dort Angemeldete
^c 1978

Spannungen zu ertragen und zu bewältigen und der Bereitschaft zur Erhöhung der Scheidungsrate beigetragen. Diese Entwicklung hat nicht nur negative Aspekte. So ist zu beobachten, daß in den letzten 10 Jahren geschiedene Paare im Gegensatz zu früher häufig weiterhin positiven Kontakt haben und sich nicht voller Verachtung und Haß gegenüberstehen, was vor allem den Kindern aus diesen Ehen zugute kommt. Ebenso scheint die Zahl der Ehen zurückzugehen, die sich als Grabenkrieg bezeichnen lassen und in denen die Kinder zwischen den Fronten umherirren, nur weil die Eltern sich eine Trennung nicht vorstellen können.

Die Veränderung des Modells Ehe steht auch im Zusammenhang mit der veränderten gesellschaftlichen Einstellung gegenüber Geschiedenen. Scheidung stellt kein Delikt mehr dar, und Geschiedene werden nicht mehr gesellschaftlich geächtet. Hinzu kommt, daß es Geschiedenen zunehmend leichter fällt, einen neuen Partner zu finden, da es erheblich mehr Alleinstehende gibt und Annäherung und Partnersuche vor allem bei Älteren akzeptierter sind als früher. Die veränderte gesellschaftliche Einstellung wird an dem Verschwinden der Worte „Bratkartoffelverhältnis" und „wilde Ehe" aus dem aktuellen Sprachgebrauch deutlich. Die Motivation der Annäherung eines älteren Mannes an eine ältere Frau, wie es sich im Bratkartoffelverhältnis ausdrückt, bedarf nicht mehr einer Begründung, die zugleich Entschuldigungscharakter hat und vorhandene sexuelle Wünsche ausschließt. Das Verschwinden des Wortes „wilde Ehe" zeigt, daß das Festhalten an der Verlogenheit der doppelten Moral im Rückgang begriffen ist. Zeichnerisch wird dies von Th. Th. Heine dargestellt (Abb. 1).

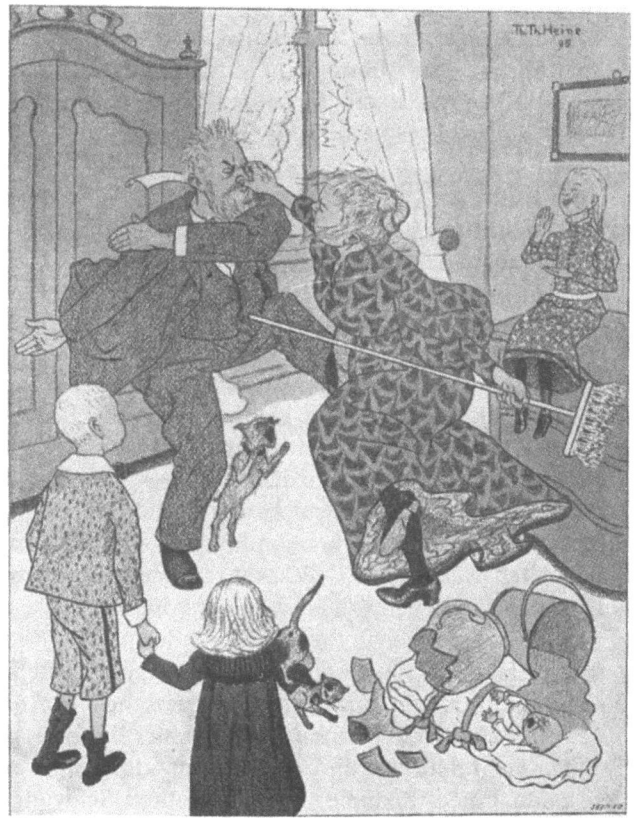

(Th. Th. Heine, 1896)

Abb. 1.

Die kleine Optimistin   *„Nicht wahr, Mama, so wie ihr, das nennt man eine wilde Ehe."*

1.3 Zur Problematik des Schwangerschaftsabbruchs

Die hohe Zahl der ungewollten Schwangerschaften, die abgebrochen werden, bleibt angesichts der zur Verfügung stehenden Antikonzeptionsmittel und des Wissens um die Zusammenhänge zwischen sexuellem Kontakt und Konzeption unverständlich und bedarf einer Erklärung. Für die betroffenen Frauen ist eine ungewollte Schwangerschaft und deren Abbruch ein leidvolles, körperliches und seelisches Geschehen, verbunden mit einem nicht unerheblichen körperlichen Risiko. Das körperliche Risiko wird unterteilt in Früh- und Spätkomplikationen. 1977 wurden bei 3,95%, 1978 bei 2,99% der Abbrüche in der Bundesrepublik Deutschland Frühkomplikationen wie Zervixverletzungen, Uterusperforationen, bedrohliche Blutungen und Entzündungen gemeldet (Unterrichtung durch die Bundesregierung 1980). Bei vollständiger Erfassung der Abbrüche würden diese Zahlen eher ansteigen. Es ist zu vermuten, daß unter den nicht gemeldeten Abbrüchen die Komplikationsrate größer ist, was vielleicht ein Grund dafür gewesen sein mag, sie nicht ordnungsgemäß zu melden. Die Komplikationen sind abhängig von der gewählten Abbruchmethode und der Höhe der Schwangerschaftswoche, in der der Abbruch durchgeführt wird.

Tietze (1982) betont, daß mit zunehmender Erfahrung der Ärzte in der Durchführung von Abbrüchen die Komplikationsquote sinkt. Dies weist er an der Mortalitätsrate nach, die in den USA zwischen 1972 und 1975 bei 3,7 pro 100000 lag und von 1976 bis 1980 auf 1,2 pro 100000 Abbrüche zurückgegangen ist.

Ein Auftreten von Spätkomplikationen als Folge eines Abbruchs wie Sterilität, Gefährdung des positiven Verlaufs von zukünftigen Schwangerschaften und Gefährdung des zukünftigen Neugeborenen ist sehr umstritten (vgl. Unterrichtung durch die Bundesregierung 1980). Tietze (1982) weist auf die methodische Problematik hin, solche Kausalitätsbeziehungen herzustellen. Chung et al. (1982) kommen in einer sehr umfassenden Arbeit zu dem Ergebnis, daß keinerlei Spätkomplikationen zu erwarten sind. Dagegen meinen Fuchs et al. (1969/ 1970), Kirchhoff (1972) und Lembrych (1972), Daling (1977), Duncan (1982), daß vor allem die Schwangerschafts- und Geburtskomplikationen durch einen vorausgegangenen Abbruch deutlich ansteigen (vgl. Unterrichtung durch die Bundesregierung 1980). Dem häufig zu hörenden Argument, daß Schwangerschaft und Geburt mit erheblich höheren Risiken verbunden sind, muß entgegengehalten werden, daß dieses Argument nur für die Frauen gültig ist, die später nicht mehr schwanger werden wollen.

Für den die Interruptio Ausführenden ist der Eingriff ebenfalls ein belastendes Ereignis. Die Berater, die die vorgeschriebene Schwangerschaftsberatung im Zusammenhang mit dem gesetzlichen Antrag auf Unterbrechung durchführen müssen, befinden sich in einer hilflosen Situation, weil die soziale Notlage nicht definiert und eine Entscheidungshilfe nur bedingt gegeben werden kann. Eine Abnahme der ungewollten Schwangerschaften, die abgebrochen werden, ist daher im Interesse aller Beteiligten. Voraussetzung dafür ist das Erkennen der Entstehungsbedingungen und der zu erwartenden psychosozialen Verarbeitung des Eingriffs. Der Entscheidungsprozeß nach Eintritt einer ungewollten Schwangerschaft wird in einem Zusammenhang mit den zu klärenden Entstehungsbedingungen stehen.

Aufgabe der sozialpsychologischen Forschung muß es aus den dargelegten Gründen sein, einen Beitrag zur Abnahme der Schwangerschaftsabbrüche zu leisten. Dies kann vor allem dadurch geschehen, daß der Entscheidungseinfluß der niedergelassenen Gynäkologen und der § 218-Berater durch die Vermittlung von das Antikonzeptionsverhalten bestimmenden Zusammenhängen erhöht und die Beratung im Sinne eines Versuchs, weitere ungewollte Schwangerschaften und Abbrüche zu vermeiden, verbessert wird.

2 Die ungewollte Schwangerschaft – Entstehung und Verarbeitung

2.1 Erklärungsmodelle von ungewollten Schwangerschaften

Bei Durchsicht der Literatur fällt auf, daß es kaum Arbeiten gibt, die sich mit den Ursachen von ungewollten Schwangerschaften beschäftigen, sondern vor allem Arbeiten, die sich mit der Persönlichkeit der abbruchwilligen Frau und den aus einem Abbruch zu erwartenden sozialen und psychischen Folgen befassen. Dies liegt u. a. daran, daß es erst seit der Neufassung des § 218, 1976 – in anderen europäischen Ländern fand eine ähnliche Entwicklung wie bei uns statt (vgl. Unterrichtung durch die Bundesregierung 1980) – möglich ist, legale und nicht psychiatrisch oder medizinisch begründete Abbrüche zu untersuchen und katamnestisch zu verfolgen.

Erst in den letzten Jahren lassen sich zwei vom Ansatz unterschiedliche Erklärungsmodelle für ungewollte Schwangerschaften erkennen – „soziale Faktoren versus psychische Ursachen" –, die jeweils eng von der wissenschaftlichen Herkunft der Autoren bestimmt sind. Oeter u. Wilken (1981) präsentieren den sozialwissenschaftlichen Ansatz. Sie haben in einer sehr interessanten Arbeit das für die deutsche Bevölkerung repräsentative Antikonzeptionsverhalten herausgearbeitet. Danach schützen sich 9,7 % überhaupt nicht, 16,6 % praktizieren Coitus interruptus oder orientieren sich an der Rechenregel von Knaus-Ogino, 11,3 % nehmen Kondome, Patentex o. ä. und 54,3 % die Spirale oder Pille.

Bei Korrelationsüberprüfungen mit sozialen Faktoren wurde mit Einschränkungen deutlich, daß, je ungünstiger die soziale Situation der Befragten, desto schlechter der praktizierte Antikonzeptionsschutz. Aus diesen Erkenntnissen schließen sie auf die Entstehungsursache von ungewollten Schwangerschaften und schreiben dabei psychischen Entstehungsmechanismen eine eher nebengeordnete Rolle zu. Im Kap. 3 „Entwicklung und Begründung der Hypothese" wird auf die erwähnte Arbeit weiter eingegangen. Andere, neuere sozialwissenschaftlich orientierte Autoren wie Bönitz (1979), Münz u. Pelikan (1978) unternehmen in ihren Arbeiten gar nicht den Versuch, die Ursache des mangelnden Antikonzeptionsverhaltens weiter aufzuklären, sondern setzten sich nur mit der Persönlichkeit der Interruptio-Patientinnen, ihren situativen Umständen und eingeschränkt mit der Verarbeitung des Abbruchs auseinander (Bönitz 1979) oder mit dem Entscheidungsprozeß nach Eintritt einer ungewollten Schwangerschaft (Münz u. Pelikan 1978). Dabei wird außer acht gelassen, daß es einen Zusammenhang zwischen dem Zustandekommen der ungewollten Schwangerschaften, die abgebrochen werden, und den nachfolgenden Entscheidungsprozessen sowie der Verarbeitung gibt.

Analytisch orientierte Autoren befassen sich beinahe ausschließlich mit den von ihnen postulierten psychischen Entstehungsbedingungen von ungewollten

Schwangerschaften, wobei sie in Anlehnung an die analytische Entwicklungslehre von unterschiedlichen, den ungewollten Schwangerschaften zugrunde liegenden Konflikten und Konfliktlösungsversuchen ausgehen, dabei soziale Umstände und Gegebenheiten wie z. B. den praktizierten Antikonzeptionsschutz weitgehend vernachlässigen. So verstehen Menne u. Moersch (1980) die ungewollte Schwangerschaft schlicht als den Durchbruch eines unbewußten Wunsches, vom Vater ein Kind zu bekommen. Jürgensen (1982) sieht in der Konzeption den unbewußten Versuch, im Sinne einer Konfliktlösung, eine Trennung ungeschehen zu machen, indem durch die Konzeption an dem verlorenen guten Objekt oder an einer verlorenen guten Beziehung festgehalten werden soll. Dieser Konfliktlösung liegen Trennungstraumata in der Kindheit der Patientinnen zugrunde, die durch das aktuelle Verlassen eines Partners oder durch den Tod des einzigen Bruders aktiviert werden. Der Abbruch wird von ihr als zwangshafte Wiederholung der negativen Erfahrungen in der Vergangenheit verstanden.

Andere Autoren wie Kimball (1970), Ford et al. (1972) und Merz (1979) erklären die ungewollte Schwangerschaft, die abgebrochen wird, im Zusammenhang mit Krisen in der weiblichen Identitätsfindung, insbesondere bei gestörten Entwicklungen. Die Schwangerschaft hat in diesen Fällen die Funktion, durch ihre einmalige Bedeutung das brüchige Selbstwertgefühl des Adoleszenten zu stärken (Merz 1979). Er versteht ungewollte Schwangerschaft als „Austragungsmodus von Konflikten im Sinne eines unbewußten Selbstheilungsversuches".

Abernethy (1973) leitet die Bereitschaft, eine unerwünschte Schwangerschaft durch mangelnde Antikonzeptionsverhalten zu riskieren und dann abzubrechen, aus einer bestimmten Familienkonstellation – Ablehnung durch die Mutter, starke Bindung an Vater – verbunden mit geringem Selbstwertgefühl ab.

2.2 Kritik und Folgerungen

Die Abhängigkeit des Antikonzeptionsverhaltens von sozialen Faktoren, wie Oeter u. Wilken (1981) sie herausgearbeitet haben, läßt sich nicht als Erklärungsmodell von ungewollten Schwangerschaften übertragen. Bei diesem Ansatz wird davon ausgegangen, daß das von ihnen eruierte Antikonzeptionsverhalten, bezogen auf einen Monatszyklus, konstant ist. Mögliche Abweichungen werden nicht erfaßt. Weiterhin bleibt der Wechsel im Antikonzeptionsverhalten nach einem Monatszyklus – worauf Oeter u. Wilken ausdrücklich hinweisen – nicht vorhersehbar. Es ist möglich, daß die Verteilung des Antikonzeptionsverhaltens immer so bleibt, aber auch, daß eine ständige Veränderung stattfindet, so daß jede Frau, unabhängig vom bewußten Kinderwunsch, ein oder mehrere Male in ihrem Leben keinerlei Schutz praktiziert. Mangelnde oder mangelhafte Antikonzeption ist als Voraussetzung von ungewollten Schwangerschaften anzusehen, aber es erfolgt nicht auf jede mangelhafte Antikonzeption eine Konzeption.

Geht man von dem Erklärungsansatz von Oeter u. Wilken aus, dann müßten ungeplante Schwangerschaften vor allem bei Frauen vorkommen, die in einer ungünstigen sozialen Situation leben, was nachgewiesen werden sollte. Der Anteil der Frauen in ihrer Untersuchung, die trotz günstiger sozialer Bedingungen und fehlendem Kinderwunsch sich nicht schützen, ist erstaunlich hoch.

Nach Henshaw u. Reilly (1983) lassen in den USA Frauen mit mehr als 8 Jahren Schulbildung häufiger einen Abbruch machen als Frauen mit 8 Jahren Schulbildung (vgl. Sachdev 1982), was aber auch den Schluß zuläßt, daß die Frauen mit geringerer Schulbildung eher zum Austragen bereit sind. Im Kap. 3 „Entwicklung und Begründung der Hypothese" wird auf die Problematik, ungewollte Schwangerschaften über soziale Faktoren zu erklären, nochmals eingegangen.

Menne u. Moersch (1980), die analytisch orientiert sind, kommen lediglich aufgrund ihrer Supervisionstätigkeit mit Mitarbeiterinnen von Pro Familia zu ihren Erkenntnissen.

Es bestand kein direkter Kontakt zu den 120 Frauen, auf die sich ihre Arbeit bezieht. Über die Auswahl und den sozialen Hintergrund dieser Frauen wird nichts ausgesagt. Eine Nachuntersuchung hat nicht stattgefunden. Unverständlich bleibt in ihrer Arbeit, welcher Stellenwert den von ihnen beschriebenen Konflikten bei der Entstehung von ungewollten Schwangerschaften zukommt, da sie letztlich jede ungewollte Schwangerschaft als Wunsch, vom Vater ein Kind zu bekommen, verstehen. Diese einseitige psychoanalytische Auffassung von der Entstehung und Umsetzung eines Kinderwunsches stehen andere psychoanalytische Auffassungen gegenüber, die den Kinderwunsch als primär weiblichen Wunsch verstehen, der zur weiblichen Geschlechtsidentität gehört, und sich nicht von einer akzeptierten Kastration ableiten läßt (Mitscherlich-Nielsen 1978; Chasseguet-Smirgel 1974).

Jürgensen (1982) wählte ihre Patientinnen ausschließlich unter dem Aspekt des Trennungstraumas aus, bezieht keine sozialen Daten mit ein, untersucht die Patientinnen nicht nach und versteht unter Konfliktlösung einen Konflikt, der primär in der vergangenen Kindheit liegt. Die aktuelle konflikthafte Situation wird dabei vernachlässigt.

Kimball (1970) kommt lediglich an Teenagern zu seinen Ergebnissen und Ford et al. (1972) an Frauen, die eine medizinische Indikation hatten und von jeweils drei verschiedenen Interviewern psychiatrisch orientiert exploriert wurden. Merz (1979) bezieht sich nur auf die analytische Exploration und Nachuntersuchung von 33 Adoleszenten, die von ihm psychiatrisch untersucht werden mußten im Zusammenhang mit der Antragsgenehmigung für einen Abbruch. Ergebnisse, die sich auf die Situation in der Bundesrepublik nur sehr eingeschränkt übertragen lassen.

Abernethy (1973) versucht nicht, zu erfassen, warum die Frauen zu einem bestimmten Zeitpunkt ungewollt schwanger werden.

Allen Untersuchungen ist außer den angeführten Mängeln gemeinsam, daß die ungewollte Schwangerschaft ausschließlich als ein Problem der davon betroffenen Frauen betrachtet und die Partner und die daraus resultierende Interaktionsdynamik nicht miteinbezogen wird. Weiterhin fehlt allen Arbeiten eine umfassende Darstellung der Bedeutung von Schwangerschaft sowohl für den inter- wie intrapsychischen Bereich und den damit verbundenen Konflikten, vor dessen Hintergrund ungewollte Schwangerschaften verstanden werden müssen.

Folgerungen aus der Kritik

Aus den dargelegten Gründen ergeben sich für eine sinnvolle, weitergehende Untersuchung über die Ursachen ungewollter Schwangerschaften, die abgebrochen werden, folgende Forderungen:

1. Es muß ein direkter Kontakt zwischen dem Untersucher und den Patientinnen bestehen.
2. Es darf keine spezifische Patientinnenauswahl stattfinden, und die Teilnahme muß freiwillig sein.
3. Es darf keine Abhängigkeit zwischen der Untersuchung und der Genehmigung des Antrags auf Schwangerschaftsunterbrechung geben.
4. Eine Nachuntersuchung muß stattfinden, um die zugrunde liegenden Hypothesen in einer unabhängigeren und emotional weniger belastenden Situation zu überprüfen.
5. Die Rolle des Mannes bei der Entstehung von ungewollten Schwangerschaften muß miteinbezogen werden.
6. Soziale Faktoren, die eine ungewollte Schwangerschaft erklären sollen, müssen an Frauen erhoben werden, die ungewollt schwanger sind und abbrechen lassen wollen.
7. Psychodynamische Modelle, die eine ungewollte Schwangerschaft, die abgebrochen wird, erklären sollen, müssen soziale Faktoren miteinbeziehen.
8. Zur Absicherung der Erkenntnisse sollten Testverfahren eingesetzt werden, die vor allem interpersonelle Prozesse erfassen und sich psychoanalytisch interpretieren lassen.
9. Die Bedeutung und Konfliktfelder, in die Schwangerschaft eingebettet ist, müssen dargestellt werden.

2.3 Die Verarbeitung von Schwangerschaftsabbrüchen – Kritik und Folgerungen

Um die Verarbeitung von Schwangerschaftsabbrüchen zu beurteilen, müßte eine Untersuchung vorliegen, die folgende Forderungen erfüllt:

1. Die Untersuchung sollte nach der 1976 vorgenommenen Reformierung des § 218 stattgefunden haben oder aus einem Land kommen, in dem vielleicht schon länger als in der Bundesrepublik Deutschland eine vergleichbare Indikationsregelung mit obligatorischem Beratungsgespräch praktiziert wird. Dabei müßte jedoch berücksichtigt werden, daß der Vergleich von Ergebnissen beim Vorliegen von unterschiedlichen, aber ähnlichen gesetzlichen Re-

gelungen äußerst schwierig ist. Dies hatten Schulte et al. (1969) an einer vergleichenden Studie über die Verarbeitung von Schwangerschaftsabbrüchen zwischen Frauen aus Zürich und Tübingen deutlich gemacht.

2. Es sollte aus Gründen der Vergleichbarkeit, da zwischen der Ursache der Schwangerschaft und der Verarbeitung des Abbruchs Zusammenhänge bestehen, eine Untersuchung vor und eine Untersuchung nach dem Abbruch stattfinden. Wünschenswert wäre eine Nachuntersuchung nach wenigstens einem Jahr nach erfolgtem Abbruch, weil dann davon ausgegangen werden kann, daß die grundsätzlich notwendige Phase der Trauerarbeit (Freud 1975 b) abgeschlossen ist und da viele Symptome nach einer Interruptio nur kurzfristig anhalten (Ashton 1980; Brody et al. 1971; Perez-Reyes u. Falk 1973).

3. Erst- und Nachuntersuchung sollten von der gleichen Person durchgeführt werden und aus einem persönlichen Gespräch und einem Testverfahren bestehen.

4. Die Teilnahme an der Erst- und Nachuntersuchung sollte freiwillig sein, keine spezifische Auswahl darstellen und eine hohe Beteiligung aufweisen. Die Teilnahme darf in keinem Zusammenhang mit der Bewilligung des Antrags auf Schwangerschaftsabbruch stehen.

Eine Untersuchung, die diese Bedingungen erfüllt, liegt nicht vor, ein Mangel, auf den bereits Buck (1976) hingewiesen hat. Die vorliegenden Arbeiten liefern interessante Aspekte der Verarbeitung, die sich weder generalisieren noch auf andere Länder übertragen lassen. Buck, der in seiner umfassenden Literaturstudie die Arbeiten aus verschiedenen Ländern verglichen hat, kommt daher auch zu dem merkwürdigen Ergebnis, daß der Eingriff in der Schweiz am schlechtesten und in den USA am günstigsten verarbeitet wird.

Die wenigen Arbeiten, die die Patientinnen sowohl vor wie nach dem Eingriff erfassen, beziehen sich auf Patientinnen mit psychiatrischer oder medizinischer Indikation (Peck u. Marcus 1966; Margolis 1971; Brody et al. 1971; Niswander et al. 1972) oder auf eine bestimmte Auswahl meist jugendlicher Patientinnen (Perez-Reyes u. Falk 1971; Merz 1979).

Es gibt kein Land, in dem der Schwangerschaftsabbruch genauso geregelt ist wie in der Bundesrepublik Deutschland. In verschiedenen Ländern bestehen ähnliche Regelungen, in England seit 1967, in allen Staaten der USA seit 1973 und in der Schweiz seit 1974 (Unterrichtung durch die Bundesregierung). Dennoch existieren erhebliche Unterschiede, die einen Vergleich sehr erschweren. Betrachtet man die Untersuchungen, die in den angeführten Ländern seit der Liberalisierung der Gesetzgebung durchgeführt wurden, so sind auch sie nicht voll befriedigend. Shalaby (1975, USA) legte den Patientinnen einen Tag vor und drei Monate nach dem Eingriff einen Fragebogen vor. Die Teilnahme an der Erstuntersuchung betrug 61 %, an der Nachuntersuchung 17 %. Belsey et al. (1975, England) ließ die Patientinnen eine Woche vor und drei Monate nach dem Eingriff von einem Sozialarbeiter interviewen. Die Teilnahme an der Nachuntersuchung betrug 62 %. Unklar bleibt bei dieser Untersuchung, ob alle Interviews vom gleichen Sozialarbeiter durchgeführt wurden. Mall-Haefli et al. (1982, Schweiz), deren Zahlenangaben schwer verständlich und deren Patientinnenauswahl nicht deutlich wird, sieht die Frauen sowohl vor wie nach dem Eingriff bei einer Teilnahmequote von 50%.

Die einzige Arbeit seit der Reformierung des § 218, 1976, aus der Bundesrepublik Deutschland über die Verarbeitung von Schwangerschaftsabbrüchen stammt von Jürgensen et al. (1982). Sie sahen die Frauen nur nach dem Abbruch und haben eine Beteiligung an der Nachuntersuchung von 33%, woran nochmals die großen Schwierigkeiten erkennbar sind, die Frauen zu einer Nachuntersuchung zu motivieren, was sie als präverbale Verleugnung interpretieren.

Diese Zusammenfassung macht deutlich, daß systematische Arbeiten unbedingt erforderlich sind, um die Verarbeitung von Schwangerschaftsabbrüchen besonders nach der Reformierung des § 218 befriedigend beurteilen zu können.

3 Schwangerschaft als Konfliktlösungsversuch

3.1 Zum Konfliktverständnis

Bevor die Hypothese über die Ursache von ungewollten Schwangerschaften, die abgebrochen werden, entwickelt und begründet wird, ist es notwendig, das angewandte Konfliktverständnis und die Bedeutung und Konflikte, die mit Schwangerschaften verbunden sind, darzustellen.

Die Psychoanalyse beschreibt psychische Konflikte von unterschiedlichen Standpunkten und mit unterschiedlichen Betonungen: Konflikte zwischen Wunsch- und Abwehrvorgängen (Freud 1975 a), Konflikte zwischen psychischen Instanzen wie Ich und Überich (Freud 1975 a), Konflikte zwischen Antrieben (Schultz-Hencke 1970) und als antinomische Konflikte (Schultz-Hencke 1970; Riemann 1961; Schwidder 1972).

Mein dieser Arbeit zugrunde liegendes Konfliktverständnis basiert weitgehend auf den Vorstellungen von Schultz-Hencke (1970), Riemann (1961) und Schwidder (1972). Danach ergeben sich bewußte und unbewußte Konflikte aufgrund der zwischenmenschlichen und intrapsychischen Antinomik und des gehemmten Antriebserlebens. Der Konflikt bei einer Hemmung des Antriebserlebens besteht darin, daß die gehemmten Antriebe aufgrund ihres Triebcharakters immer wieder andrängen und durch die Hemmung neurotisch bedingte sowie aufgrund mangelnder Erfahrungen real bedingte Angst auslösen. Der Wunsch nach Realisierung der triebhaft andrängenden Bedürfnisse löst nicht nur Hoffnung auf Befriedigung aus, sondern vor allem Angst vor einem Triebdurchbruch, da der neurotische Mensch damit nicht umgehen kann, womit er sich in einer anhaltenden und schwer lösbaren Konfliktsituation befindet. Die steuernden Fähigkeiten des neurotischen Menschen sind aufgrund seiner realen mangelhaften Erfahrungen und durch die beschriebene Konfliktlage erheblich reduziert, was zusätzlich zu Einschränkungen in der Bewältigung der konflikthaften Antinomik führt.

In der auslösenden Konfliktsituation, die unbewußt arrangiert oder schicksalhaft sich einstellen kann, erleben die gehemmten Antriebe durch den Versuchungscharakter der Situationskonstellation eine starke Intensivierung, d. h., sie geraten in Versuchung durchzubrechen und, da nicht produktiv mit ihnen umgegangen werden kann, wird Angst mobilisiert, es bildet sich eine Versagungssituation. Es kommt zur Manifestation des Symptoms, das zu einer Einschränkung der Verhaltensbreite führt, aber zugleich die Funktion hat, eine weitere Auflösung der Struktur zu verhindern – im Sinne einer Notbremse – und die frei gewordene Angst zu binden. So stabilisiert, erhält das steuernde Ich durch die Symptombildung eine gewisse eingeschränkte Handlungsfreiheit zurück und kann sich neu organisieren. Die Funktion eines Symptoms ist aber nicht nur intrapsychisch zu verstehen, sondern auch im interpersonellen Kontext, aus dem heraus sich der Konflikt häufig entwickelt. Schultz-Hencke (1970) versteht das Symptom als Restimpuls eines ursprünglich vollständigen Antriebserlebens, wobei die Symtomwahl im psychischen und/oder somatischen Bereich häufig mit dem gehemmten Antriebsleben korreliert. Ich ziehe es vor, das Symptom als Kompromißbildung von ineinander verflochtenen Abwehrprozessen zu verstehen (Loch 1977), weil damit die Individualität, Spezifität und der Symbolcharakter sich besser darstellen lassen.

Die analytische Psychodiagnostik beruht auf der Herausarbeitung eines sinnvollen Zusammenhangs, der sich aus der Analyse der auslösenden Konfliktsituation, der Symptomatik, der Struktur und der Genese ergibt (Studt 1974). Um den Ansatz zu verstehen, wird im folgenden der Versuch unternommen, die Bedeutung und den Konfliktrahmen darzustellen, in die Schwangerschaft und Kindhaben eingebettet sind.

3.2 Schwangerschaft als Konflikt

Der autochthone Wunsch, schwanger zu werden, oder der Wunsch, ein Kind zu bekommen, löst immer einen antinomischen Konflikt aus, da der Wunsch nach Schwangerschaft vielfältig bedingt ist (Molinski 1982; Wyatt 1975; Chertok 1969). Neben der Freude über den in Erfüllung gehenden (gegangenen) Wunsch werden verschiedene Ängste unterschiedlicher Intensität aktiviert, wie z. B. die Angst vor Regression, die Anst vor symbiotischer Verschmelzung, die Angst vor Verantwortung, die Angst vor der Mobilisierung der eigenen, vielleicht leidvoll erlebten Kindheit. Umgekehrt vermag der neurotisch ausgeprägte Wunsch nach regressiver Geborgenheit, symbiotischer Verschmelzung und vielleicht das Ungeschehenmachenwollen – statt Verarbeitung der leidvollen Kindheit – über den Weg der Kompromißbildung in Form der Schwangerschaft versuchen, sich durchzusetzen, um zu einer vermeintlichen Befriedigung zu gelangen. Die Lösung von antinomischen Konflikten wird – wie bereits erwähnt – zusätzlich durch neurotisch bedingte Konflikte behindert, da es den neurotischen Menschen an Überblick und Handlungsfähigkeit mangelt (Schwidder 1972), wodurch eine Schwangerschaft ein besonderes konflikthaftes Ereignis werden kann. Molinski (1982) beschreibt, wie Schwangerschaften im neurotischen Sinne eingesetzt werden können. Er berichtet von Frauen, die nach einer Sterilisation eine Refertilisierung wünschen, die Pille einnehmen und bei sich einstellender Konzeption einen Abbruch fordern.

Es stellt sich die Frage, ob bei einem so ausgeprägten antinomischen Konflikt mit all seinen Konsequenzen, wie es eine Schwangerschaft darstellt, nicht die Fähigkeit, Entscheidungen zu fällen, prinzipiell eingeschränkt ist. Dafür spricht, daß die Entscheidung, ob Kind oder nicht Kind, häufig dem Schicksal überlassen bleibt. Eine Patientin drückt das wie folgt aus: „Wenn's klingelt, dann klingelt's." Darin zeigt sich ein Rest magischen Denkens. Es fällt der Betroffenen vielleicht leichter, das Schicksal zu akzeptieren, als offen planend eine Schwangerschaft anzustreben. Hardt et al. (1980) beschreiben 7 Fälle und haben seither 11 weitere gesammelt, in denen der Abbruch mißglückte und die

Frucht weiterwuchs, ohne daß die betroffenen Frauen und/oder die nachbehandelnden Ärzte dies gleich bemerkten. Als das Weiterwachsen der Frucht später deutlich wurde, entschieden sich 13 von 18 Frauen zum Austragen der Schwangerschaft, obwohl ihnen ärztlicherseits aufgrund des erhöhten Risikos für Mutter und Kind zu einem erneuten Schwangerschaftsabbruch geraten wurde. Die mit einer Schwangerschaft verbundene Ambivalenz und Antinomik werden in diesem Verhalten besonders deutlich.

Die Bedeutung einer Schwangerschaft hängt eng mit der Entwicklung eines Kinderwunsches zusammen. Nach psychoanalytischen Vorstellungen über die Entwicklung eines Menschen besitzt der Wunsch nach einem Kind eine einzigartige Bedeutung für die Identitätsentwicklung einer Frau (eines Mannes). Wie bereits erwähnt, gibt es mindestens zwei kontroverse Standpunkte, die den Wunsch einer Frau nach einem Kind erklären sollen. Menne u. Moersch (1980) verstehen ihn als akzeptierte Kastration, indem sie sich auf Freud beziehen. Chasseguet-Smirgel (1974) und Mitscherlich-Nielsen (1978) verstehen den Kinderwunsch als einen primär weiblichen Wunsch, der zur weiblichen Geschlechtsidentität gehört. Beiden Auffassungen ist gemeinsam, daß Kinderwunsch und Schwangerschaft zum Identitätserleben gehören, wobei das Identitätserleben mit dem Funktionieren der weiblichen Organe eng verbunden ist. Schwierigkeiten im Identitätserleben können daher dazu führen, daß die davon Betroffenen versuchen, über eine Schwangerschaft diese Störung, die eng mit dem Selbstwertgefühl verbunden ist, zu beheben (Kimball 1970; Ford et al. 1972; Merz 1979). Strukturdiagnostisch betrachtet umfassen Störungen im Identitätserleben sämtliche Strukturarten mit Betonung der schizoiden und hysterischen Struktur.

Neben den antinomischen Konflikten und den Konflikten, die sich aus der Identitätsentwicklung ergeben, stehen Schwangerschaften in enger Verbindung mit weiteren Entwicklungs- und Reifungsvorgängen. Schwangerschaft kann Leben-Geben bedeuten im Sinne von Überleben, sich Verewigen (Molinski 1982) und somit den Tod überwinden. So kann eine Frau oder ein Mann versuchen, den unerwarteten schmerzlichen Tod eines Eltern- oder Geschwisterteils auf einer unbewußten Ebene durch Demonstration der Zeugungs- oder Gebärfähigkeit zu bewältigen (Lidz 1979a; Jürgensen 1982). Schwangerschaft macht aus Kindern Eltern und führt zur Bindung im Sinne von Partnerschaft und bedeutet zugleich die Loslösung von den eigenen Eltern. Der Wunsch nach Autonomie, der sich bei einer bestimmten Struktur von Tochter und Mutter und den daraus resultierenden Ängsten nicht direkt realisieren läßt, vermag über den Umweg einer (ungewollten) Schwangerschaft in Erfüllung zu gehen versuchen.

Zum Verständnis der Bedeutung von Schwangerschaft und Kinderwunsch gehören auch die ersehnten oder gefürchteten Konsequenzen, die sich aus dem Vorhandensein eines Kindes ergeben. Ein Kind zu haben, macht eine neue Definition der Partnerschaft notwendig mit der dazugehörenden Angst vor Auflösung und vor aggressiver Versuchung. Solche Ängste werden vor allem bei sterilen Ehepaaren mit Adoptionswunsch und starkem Harmonisierungsverhalten deutlich (Goebel u. Dieckhoff 1983). Weiterhin gehört dazu die Angst vor der Wiederbelebung der eigenen Kindheit mit regressiven und expansiven

Versuchen sowie die Angst vor einer notwendig werdenden neuen Form der Verantwortung.

Die Konfliktfälle ließen sich noch ausdehnen, vor allem unter Einbeziehung neurotisch individueller Bedeutung (Schmidt u. Priest 1981). Bei dem Versuch, eine ungewollte Schwangerschaft zu verstehen, müssen die beschriebenen Konfliktfälle berücksichtigt werden, genau wie dies mit den gehemmten Antriebsbereichen in den auslösenden Konfliktsituationen geschieht.

3.3 Die Schwangerschaftskonflikthypothese

Trotz des Wissens über die Zusammenhänge zwischen Konzeption und Sexualverkehr, über vorhandene Antikonzeptionsmittel und deren Anwendung (Abernethy 1973; Niemela et al. 1981; Mall-Haefli et al. 1982) – fehlendes Wissen müßte auch als neurotisch bedingte Wissensverweigerung verstanden werden –, sind ca. 60% aller ungewollten Schwangerschaften das Resultat eines völlig fehlenden Schutzverhaltens (Döring 1980; Höbich 1980; von Schoultz et al. 1982; Wimmer-Puchinger 1982). Dieses Verhalten bedarf einer Erklärung. Oeter und Wilken haben – wie bereits erwähnt – das Antikonzeptionsverhalten erfaßt und soziale Faktoren herausgearbeitet, die das praktizierte Antikonzeptionsverhalten bestimmen. In ihrer Untersuchung schützen sich 9,5% der Frauen mit Partner und ohne Kinderwunsch nicht. Nach Dryfoos (1982) schützen sich 8% aller sexuell aktiven Amerikanerinnen im gebärfähigen Alter nicht. Die nach ihrer Wichtigkeit geordneten sozialen Faktoren, die mit dem Antikonzeptionsverhalten korrelieren, sind:

- der Wunsch, später einmal schwanger zu werden,
- das Alter (je jünger, desto besser der Schutz),
- die Höhe des Schulabschlusses,
- die Berufskategorie,
- der Familienstand,
- die Kirchenbindung,
- die Gemeindegröße.

Einschränkend wird von ihnen vermerkt, daß die Faktoren größtenteils unmittelbar einwirken und nur zum geringen Teil durch einen unterschiedlich starken Wunsch, eine Schwangerschaft zu vermeiden, vermittelt werden.

Weiterhin haben sie eine Korrelation zwischen dem Grad der Ablehnung einer Schwangerschaft und dem Antikonzeptionsverhalten erarbeitet. Dazu boten sie den Frauen ihrer Untersuchungspopulation ohne Kinderwunsch eine Skala von schwacher bis starker Ablehnung einer Schwangerschaft an. Sie korrelierten die gefundene Einstellung mit dem Antikonzeptionsverhalten (Tabelle 4).

Daraus ergibt sich ein deutlicher Zusammenhang zwischen der aktuellen Intensität der Ablehnung einer Schwangerschaft und dem Antikonzeptionsverhalten. Zugleich zeigt die Verteilung, daß zahlreiche Frauen zur Zeit eine Schwangerschaft ablehnen, sich in ihrem Antikonzeptionsverhalten aber danach nicht richten. Die Ergebnisse weisen auf die das Handeln mitbestimmen-

Tabelle 4. Skala der Ablehnung korreliert mit dem Antikonzeptionsverhalten. (Nach Oeter u. Wilken 1981) (Zahlen ohne Klammern: Zeilen – Prozentsätze, Zahlen in Klammern: Absolut-Werte = Anzahl der Individuen, N = 496, p 0,01)

Ablehnung einer Schwangerschaft	Verhütungsmethode		
	Unsicher	Relativ sicher	Sicher
Schwach	47,3	11,8	40,9
	(44)	(11)	(38)
Mittel	27,2	15,4	57,5
	(62)	(35)	(131)
Stark	14,3	17,1	68,6
	(25)	(30)	(120)

den sozialen Faktoren hin, machen aber deutlich, daß das Antikonzeptionsverhalten äußerst widersprüchlich ist und durch soziale Gegebenheiten allein nicht erklärt werden kann. Das widersprüchliche Verhalten – kein Kinderwunsch und kein Antikonzeptionsschutz – wird noch deutlicher, wenn man den plötzlichen, weitgehend unbegründeten Wechsel im Antikonzeptionsverhalten von sicherem zu keinem Schutz betrachtet, wie er von Wimmer-Puchinger (1982) beschrieben wird.

Oeter u. Wilken (1981) haben einen weiteren, sehr interessanten Schritt unternommen, um subjektive Faktoren, die sie Motive nennen, zu finden, die die Wahl des Antikonzeptionsmittels mitbestimmen. In Abb. 2 werden die Ergebnisse dargestellt.

Kein körperlicher Schaden steht an erster Stelle, vor der Sicherheit, jetzt nicht schwanger zu werden, – die Entfaltung der Sexualität erst an achter Stelle. Wenn diese Angaben das Antikonzeptionsverhalten bestimmen würden, müßte der Anteil der Paare, die Kondome benutzen, zwangsläufig höher sein. Weiterhin bleibt bei diesem Untersuchungsansatz unberücksichtigt, daß ein Abbruch einen körperlichen Eingriff mit einem hohen körperlichen Risiko darstellt und daß die Verwendung eines Antikonzeptionsschutzes eine psychische und/oder moralische konflikthafte Entscheidung voraussetzt, die die Anwendung erheblich mitbestimmen. Mit der Praktizierung eines Antikonzeptionsschutzes wird der Sexualverkehr deutlich in seine Komponenten generative Funktion und sexuelle Lust getrennt (Lidz 1979b). Das Praktizieren eines Antikonzeptionsschutzes impliziert eine Bejahung der Sexualität der Lust wegen, ein Vorgang, der ambivalent und konflikthaft ist. Dem entspricht die Beobachtung von Frick et al. (1973), daß traditionell orientierte Frauen signifikant häufiger über Nebenwirkungen unter Einnahme von Ovulationshemmern klagen. Molinski et al. (1967), Nijs (1972), Petersen (1969) beschreiben Ängste und affektive Veränderungen unter der Einnahme von Ovulationshemmern, die sie auf die Persönlichkeitsstruktur der betroffenen Frauen zurückführen. Aufgrund des beschriebenen Konflikts gibt es Ängste und eine unterschiedliche Bereitschaft, ein Antikonzeptionsmittel zu akzeptieren, um es als körperlich schädlich zu erleben oder einzustufen. Lidz (1979b) hat den Erfolg von Verhütungsmaßnahmen entscheidend von der inneren Bereitschaft der Frauen und von der Partnersituation abhängig gemacht. Sie weist darauf hin, daß häufig

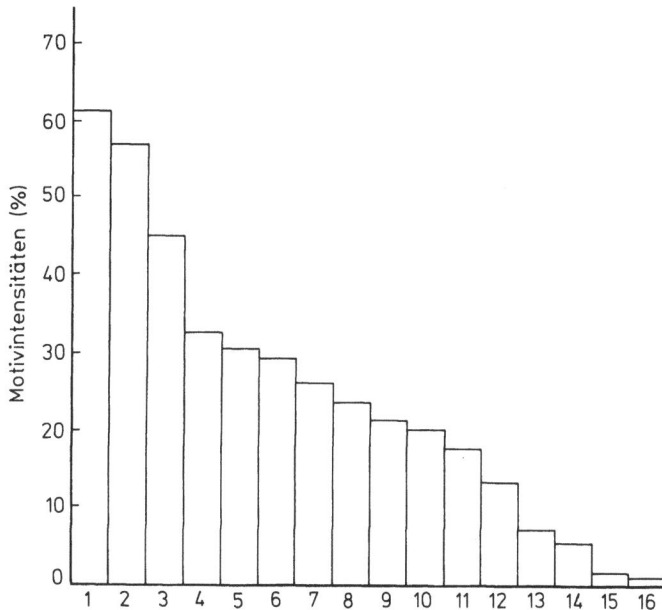

Abb. 2. Motive, die die Wahl des Antikonzeptionsmittels mitbestimmen. (Nach Oeter u. Wilken 1981). 1. Keine körperlichen Schäden; 2. Sicherheit, daß jetzt nicht schwanger; 3. selbst bestimmen, wann schwanger; 4. später ohne Risiko schwanger; 5. seelisches Gleichgewicht; 6. kein Aufwand beim Beschaffen; 7. Billigung durch Partner; 8. volle Entfaltung meiner Sexualität; 9. volle Entfaltung der Sexualität meines Partners; 10. Gefühl, daß vollwertige Frau; 11. Billigung durch Arzt; 12. kein Aufwand bei Anwendung; 13. Schamgefühl; 14. Moralvorstellungen; 15. Grundsätze Kirche; 16. Billigung durch Freunde

die angegebenen Beschwerden, die durch die Pille ausgelöst werden, mit den Beschwerden, die durch die Spirale ausgelöst werden, übereinstimmen. Der Konflikt wurde von Th. Th. Heine zeichnerisch gestaltet (Abb. 3).

Brown (1977) hat versucht, den Zusammenhang zwischen dem Erleben und dem Umgang mit Sexualität in Abhängigkeit vom Antikonzeptionsverhalten zu erfassen. Danach unterscheiden sich die, die sich erfolgreich schützen, von denen, die das nicht tun, signifikant durch ihre bejahende Einstellung zur Sexualität. Dies ist verständlich, denn eine bejahende Einstellung spricht für die Lösung des Konflikts „Sexualität versus generative Funktion". Wenn Oeter u. Wilken (1981) zu dem Ergebnis kommen, daß mit zunehmender Koitusfrequenz die Sicherheit im Antikonzeptionsverhalten ansteigt, so wird der Zusammenhang darin bestehen, daß eine erhöhte Koitusfrequenz Ausdruck einer bejahenderen Einstellung zur Sexualität ist.

Zusammenfassend läßt sich sagen, daß ein fehlendes oder nachlässiges, mit einem hohen Risiko verbundenes Antikonzeptionsverhalten bei einem auf der bewußten Ebene nicht vorhandenen Kinderwunsch und bei ausreichendem Wissen über Antikonzeptionsschutz über soziale Faktoren und Einstellungshaltungen gegenüber den vorhandenen Antikonzeptionsmitteln nicht erklärt und auch nicht als Zufall verstanden werden kann (Goebel 1983).

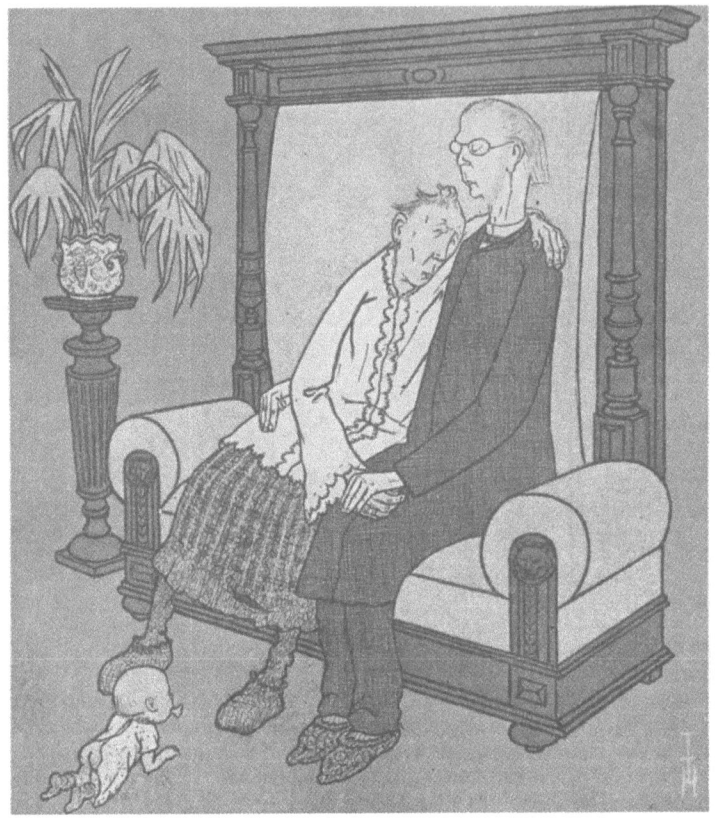

(Th. Th. Heine, 1904)

„Sage mir, Gotthold, ist unsere irdische Liebe nicht doch sündhaft?"
„O nein, Mathilde, sündhaft ist nur das Vergnügen".

Abb. 3. Bilder aus dem deutschen Pastorenleben

Die Ursachen für die vorhandenen widersprüchlichen Verhaltensweisen sind daher zwangsläufig im psychischen Bereich zu suchen.

Der nicht oder äußerst nachlässig praktizierte Antikonzeptionsschutz - was auch als verzerrte Wahrnehmung der Konzeptionswahrscheinlichkeit bezeichnet werden kann - ist Ausdruck einer Fehlleistung (Menne u. Moersch 1980) oder einer Konzeptionsverleugnung (Wimmer-Puchinger 1982). Freud (1916) (1975) beschreibt in seinen Vorlesungen anhand von sehr schönen Beispielen, daß die Fehlleistung Ausdruck einer geglückten Handlung ist, aber auf einer meist eher peinlichen Ebene und im Gegensatz zu dem ausdrücklich angestrebten Ziel steht. Das Ziel heißt, nicht schwanger werden zu wollen, was meistens mit nur dieser einen vorliegenden Ausnahme gelingt, die die Betroffenen gern dem Zufall zuschreiben möchten. Freud betrachtet die Fehlleistungen wie die Symptome als Kompromißbildung.

Da psychisches, konflikthaftes Geschehen immer einen Sinn hat und eine Funktion für die Struktur und das Beziehungssystem eines Menschen, stellt

sich die Frage nach dem Sinn und der Funktion einer ungewollten Schwangerschaft, die abgebrochen wird. Daraus ergibt sich die Hypothese, die der vorliegenden Untersuchung zugrunde liegt:

*Eine ungewollte Schwangerschaft, die abgebrochen wird und die auf fehlenden
oder äußerst mangelhaften Antikonzeptionsschutz zurückzuführen ist, ist als Ausdruck eines Versuchs zu verstehen, einen aktuellen intra- wie interpersonellen
Konflikt zu lösen.*

Unter mangelhaftem Schutz wird die Orientierung an Knaus-Ogino und der
Coitus interruptus verstanden. Davon ausgehend, daß der Kinderwunsch zum
weiblichen Identitätserleben gehört, wird hinter den meisten ungewollten
Schwangerschaften auch der Wunsch nach einem (weiteren) Kind stehen neben der Erkenntnis, kein (weiteres) Kind haben zu können oder zu wollen –
woraus sich eine ambivalente Situation entwickelt. Entscheidend ist aber,
warum dieser Wunsch – mit dem ansonsten gezielt umgegangen werden kann –
nun plötzlich durchbricht. Er bricht nicht aufgrund seines Triebcharakters
durch, sondern weil der Wunsch mit Funktion und Bedeutungen verbunden ist,
die sich des Wunsches bedienen. Die Hypothese beinhaltet, daß es zwangsläufig einen Zusammenhang zwischen der Funktion einer ungewollten Schwangerschaft, ihrer Erfüllung, dem Entschluß zum Abbruch und der Verarbeitung
des Eingriffs geben wird. Dies steht im Gegensatz zu Oeter u. Nohke (1982),
die den Entschluß zum Schwangerschaftsabbruch aus dem Bewußtwerden der
Konsequenzen erklären. Trotz der Ausrichtung auf die Qualität des Antikonzeptionsschutzes muß mitberücksichtigt werden, daß Konzipieren nicht einfach die Folge eines physiologischen Prozesses ist, sondern daß das Konzeptionsgeschehen durch psychische, konflikthafte Prozesse bestimmt wird (Chertok 1969; Shereshefsky u. Yarrow 1973; Stauber 1979). Eindrucksvoll läßt sich
der Einfluß der Psyche auf das Konzeptionsgeschehen bei Ehepaaren mit
funktioneller Sterilität zeigen (Goldschmidt 1973; Goldschmidt u. de Boor
1976; Stauber 1979; Goebel u. Dieckhoff 1983), die sehr häufig während einer
psychotherapeutischen Behandlung schwanger werden (Stauber 1979). Die Erkenntnisse müssen bei den Patientinnen miteinbezogen werden, die, obwohl
kein Kinderwunsch vorhanden war, vielleicht jahrelang sich nicht schützten,
ohne zu konzipieren. Die jetzige Konzeption wäre dann nicht nur unter dem
Aspekt der Verhaltensfehlleistung zu verstehen, sondern auch als psychosoma-
tisches Geschehen.
    Die Konzeptionsunfähigkeit von funktionell sterilen Ehepaaren macht zu-
gleich deutlich, daß ein Symtom Ausdruck eines gemeinsamen Konfliktes
zweier Menschen sein kann. Unter diesem Aspekt müssen auch ungewollte
Schwangerschaften betrachtet werden, d. h. der interpersonelle Kontext muß
miteinbezogen werden. Daher soll im folgenden die Rolle und die Funktion
des Mannes bei der Entstehung und Konfliktgestaltung von ungewollten
Schwangerschaften näher betrachtet werden.

3.4 Zur Rolle des Mannes

Es gibt meines Wissens keine Untersuchung, die sich mit der Rolle des Mannes bei dem zum Antikonzeptionsverhalten führenden Entscheidungsprozeß beschäftigt. Eine Untersuchung über die Rolle des Mannes befindet sich in Vorbereitung, wobei es sich als außerordentlich schwierig erweist, Männer zur Mitarbeit zu motivieren.

Wie bereits erwähnt, zielen alle Untersuchungen auf das Verhalten der Frauen ab und gehen unausgesprochen davon aus, daß das Antikonzeptionsverhalten und die Konzeption von ihr allein bestimmt wird. Bei einer Umfrage in drei Seminaren geben etwa 90% der Studenten an, daß sie beim Sexualverkehr, vor allem zu Beginn der Beziehung, davon ausgehen, daß die Partnerin sich durch eine Pille oder Spirale schützt, sofern sie sich dazu nicht äußert. Erst nach vollzogenem Sexualverkehr käme meist zufällig die Sprache auf das tatsächliche Antikonzeptionsverhalten der Frau. Gefürchtet wird, daß das Zursprachebringen des heiklen Punktes den Sexualverkehr gefährden und gegenseitige Ängste deutlich werden könnten. Das bedeutet, daß ungewollte Schwangerschaften von seiten der Männer (Frauen) billigend in Kauf genommen werden. Das Verhalten der meisten Frauen, bereitwillig die Schuld an einem sog. Unfall zu übernehmen, trägt zu der Haltung der Männer bei, sich um den Antikonzeptionsschutz nicht zu kümmern. „Bestraft" wird immer nur die Frau, und nie der Erzeuger. Wimmer-Puchinger (1979) weist darauf hin, daß die Frauen häufig wütend auf sich selbst sind und selten auf den Partner. Doch selbst unter Berücksichtigung der gesellschaftlich mitbedingten ungleichen Verteilung der Verantwortung sind die psychischen, physischen und finanziellen Konsequenzen der Frauen mit den Folgen für die Männer nicht vergleichbar. Daher besteht von seiten der Frauen ein verstärktes Interesse an der Vermeidung solcher Situationen, was aber nicht heißen darf, daß die Last der Empfängnisverhütung einseitig auf seiten der Frauen zu liegen hat.

Der Umstand, daß die Frauen auf der Handlungsebene stärker betroffen sind, schließt nicht aus, daß es für die Männer Konflikte gibt, die über eine ungewollte Schwangerschaft gelöst werden sollen oder daß durch die spezifischen Persönlichkeitsstrukturen Konfliktsituationen geschaffen werden, die eine Versuchungs- oder Versagungssituation darstellen, die durch eine Schwangerschaft bewältigt werden sollen. Die psychischen und physiologischen Möglichkeiten, die der Mann hat, seine Konflikte über eine Schwangerschaft auszudrücken, werden kurz dargestellt.

1. Die Qualität des Spermas kann sich konfliktabhängig verbessern. Daran ist vor allem bei Frauen zu denken, die jahrelang ungeschützt sexuellen Verkehr hatten, ohne zu konzipieren. Dabei muß jedoch berücksichtigt werden, daß die Qualität des Spermas streßabhängig ist, wobei in den Begriff „Streß" viele psychosoziale Faktoren miteingehen. Für den Zusammenhang von Streß und Spermaqualität spricht, daß ungewollte Schwangerschaften häufig im Urlaub oder nach beruflichen oder gesundheitlich bedingten zeitlichen Trennungen von Paaren eintreten (Stauber 1979).
2. Die sexuelle Aktivität des Mannes vermag zur Zeit des Konzeptionsoptimums der Frau verstärkt sein und die Partnerin entsprechend mitreißen, so

daß sie den Antikonzeptionsschutz vernachlässigt. Vernachlässigen des Antikonzeptionsschutzes bedeutet aber nicht automatisch zu konzipieren. Das umgekehrte Abwehrverhalten wurde an sterilen Frauen beobachtet, deren sexuelle Lust nicht, wie hormonal bedingt, zur Zeit der Ovulation am stärksten ist, sondern kurz vor Beginn der Menstruation, d. h. zu einer Zeit, in der sie nicht konzeptionsgefährdet sind (Goebel u. Dieckhoff 1983).

3. Der wichtigste Beitrag des Mannes zur Entstehung der ungewollten Schwangerschaft besteht darin, gehemmte Antriebsimpulse der Frau in Versuchung zu führen durchzubrechen, was häufig über die Förderung der neurotischen Ängste der Partnerin – um sich dadurch selbst zu entlasten (Willi 1975) – geschieht. In dieser angstvollen Versuchungssituation kann es dann zu einer unrealistischen Einschätzung der Konzeptionsmöglichkeiten und/oder der veränderten Konzeptionsbereitschaft/-fähigkeit kommen. Hierbei handelt es sich um einen wechselseitigen Prozeß, der kurz beschrieben werden soll. Bei der Konstellation „retentiver Mann/im Übermaß spendende, sich nicht abgrenzen könnende Frau" ergeben sich typische Versuchungssituationen, die aus Gründen der psychischen Stabilität vermieden werden müssen. Der Mann ist in seiner Retentivität eine dauernde Versuchung für die massiv andrängenden, gehemmten retentiven Impulse der Frau, saugt sie zugleich aus, was sie geschehen läßt, wodurch ihre latente Retentivität und ihre Angst davor weiter verstärkt werden. Die neurotische Fähigkeit und der Zwang der Frau, geben zu können und zu müssen, stellen eine konstante Versuchung für seine retentive Haltung mit der dazugehörenden Angst dar, die durch das laufende Bekommen, Überschüttetwerden und Nehmen verstärkt wird. Eine Schwangerschaft könnte vielleicht dazu beitragen, diesen Kreislauf, zumindest kurzfristig, zu durchbrechen, da in dieser Situation erwartet wird, daß sich der Mann der Frau zuwendet und die Frau sich auf ihr entstehendes Kind konzentriert.

4 Methodik und Technik

4.1 Erstuntersuchung – Projekt I a

Beschreibung

In der gynäkologischen Abteilung des DRK-Krankenhauses Jungfernheide wurden in der Zeit von September 1979 bis Juni 1980, außer einer Ausnahme alle, insgesamt 228 Interruptio-Patientinnen von mir tiefenpsychologisch in Form einer Anamneseerhebung untersucht (Abb. 4). Die Untersuchung dauerte ca. 1,5 h pro Patientin. Die Patientinnen hatten die Genehmigung zum Schwangerschaftsabbruch und befanden sich den ersten Tag stationär in der Klinik. Der Eingriff wurde am folgenden Tag durchgeführt. Die dort tätigen Klinkärzte und das Pflegepersonal waren mit der derzeitigen Handhabung des § 218 einverstanden und verhielten sich den Patientinnen gegenüber verständnisvoll.

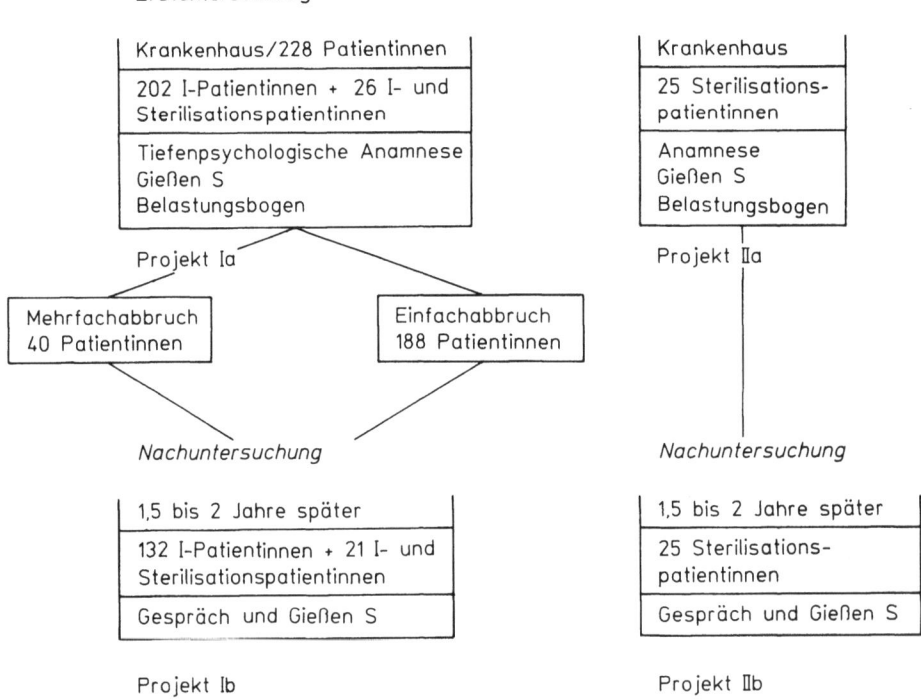

Abb. 4. Untersuchungsplan

Von der 33. Patientin an wurde ein Belastungsbogen vorgelegt, in dem nach der Intensität des Belastungserlebens in Situationen gefragt wird, die sich durch die Geburt eines Kindes ergeben. Von der 55. Patientin an wurde der Gießen-Test S vorgelegt und um die Teilnahme an einer Nachuntersuchung, die ungefähr 1,5 Jahre später stattfinden sollte, gebeten. Die Vorlage des Gießen-Tests S und des Belastungsbogens war zuerst nicht geplant. Als deutlich wurde, daß die Bereitschaft der Patientinnen zur Mitarbeit erheblich größer war als ursprünglich angenommen, entschloß ich mich zu diesem Schritt.

Das Haupterhebungsinstrument der Untersuchung bildet die psychoanalytisch-diagnostische Anamnese, die jedoch in ihrer Handhabung von meinen Einstellungen und Übertragungsgefühlen abhängig ist, die sich im Laufe der Untersuchung verändert haben, ohne daß mir dies immer bewußt gewesen ist. Belastungsbogen und Gießen-Test S haben ergänzenden Charakter.

Die Patientinnen waren Frauen, die zum ersten, zweiten oder dritten Abbruch kamen sowie Frauen, die außer dem Abbruch noch eine Sterilisation durchführen ließen. Sie mußten sich den Krankenhausplatz selbst besorgen, was oft mühevoll und schwierig war und dazu führte, daß die Patientinnen nicht nur aus dem festen Einzugsgebiet des Krankenhauses kamen, sondern sich auf alle Stadtteile verteilten.

7 Patientinnen lehnten es ab, den Gießen-Test auszufüllen, 3 lehnten die Teilnahme an der Nachuntersuchung ab und 5 wurde der Gießen-Test nicht vorgelegt, da sie zu undifferenziert waren. Die Muttersprache von 95 % der Frauen war deutsch, die restlichen 5 % beherrschten die deutsche Sprache gut bis sehr gut.

Begründung

Da von einem der ungewollten Schwangerschaft zugrunde liegenden vor- oder unbewußten Konflikt und Konfliktlösungsversuch ausgegangen wird, der sich vor allem durch die Analyse und sinnvolle Interpretation der auslösenden Konfliktsituation der Genese und der Struktur erschließen läßt, bietet sich die psychoanalytisch-diagnostische Anamnese als geeignetes Untersuchungsinstrument an. Bei der psychoanalytisch-diagnostischen Anamnese handelt es sich um ein halbstandardisiertes Gespräch (Arnds 1973 a), dem die Technik des psychoanalytischen Interviews (Argelander 1967) zugrunde liegt, aber durch gezielte Fragen ergänzt wird (Arnds 1973 b). Die gezielten zusätzlichen Fragen bezogen sich auf das Antikonzeptionsverhalten, die Kinderwunschentwicklung und den zum Abbruch führenden Entscheidungsprozeß. Der im Anhang befindliche Anamnesebogen diente als Leitfaden des frei geführten Interviews und als Dokumentationsbasis.

Bei der Erhebung der Anamnesen ergaben sich verschiedene Besonderheiten, da die Patientinnen sich von neurotischen Patientinnen, die sich psychotherapeutisch behandeln lassen, unterschieden. Sie wiesen im üblichen Sinne keinen Leidensdruck auf, ihr Symptom ließ sich operativ entfernen, und sie waren sich in dem Moment der Untersuchung sicher, daß sich ein solches „Mißgeschick" nicht mehr wiederholen würde. Dies reduzierte nicht ihre prinzipielle Bereitschaft zur Zusammenarbeit, aber es fehlte ein ausgeprägter Leidensdruck – der häufig zu einer Auseinandersetzung mit der eigenen Genese und zu einer Differenzierung der Erlebens- und Verhaltensbeobachtung führt – was die Bereitschaft einschränkte, sich zu öffnen und bisherige Verhaltens- und Erlebensweisen in Frage zu stellen. Häufiger wurden Fragen, die sich auf die Charakterstruktur und das Antriebserleben bezogen, mit der Gegenfrage nach dem Zusammenhang zwischen Frage und der ungewollten Schwangerschaft beantwortet. Diese Schwierigkeiten wurden dadurch ausgeglichen, daß der Erfahrungszuwachs bei 228 Anamnesen und die Wiederholung und Ähnlichkeit der Konfliktsituationen, in der sich die Patientinnen befanden, sehr groß war, so daß häufig sehr gezielt gefragt werden konnte.

Zur Abrundung und Illustration unserer Hypothese suchten wir einen Test, der zwischenmenschliche Interaktionen und Prozesse erfaßt und sich psychoanalytisch interpretieren läßt. Diese Bedingungen erfüllt der Gießen-Test. Bei der Durchführung des Tests wird den Patientinnen die Möglichkeit gegeben, ihr Selbstbild zu entwerfen, indem sie ihre innere Verfassung und ihre Umweltbeziehung beschreiben (Beckmann u. Richter 1972). Dabei wird davon ausgegangen, daß es einen engen Zusammenhang zwischen der Struktur des einzelnen, seinem Selbstbild und seinem Handeln gibt. Die Vorlage eines Bogens, der auf das Belastungserleben abzielt, bot sich an, als deutlich wurde, wie unterschiedlich bestimmte Situationen in ihrem Belastungsgehalt erlebt werden.

4.2 Nachuntersuchung – Projekt I b

Beschreibung

18 bis 24 Monate nach der Interruptio fand die Nachuntersuchung der 159 Patientinnen statt, die den Gießen-Test ausgefüllt und ihre Zustimmung zur Nachuntersuchung gegeben hatten. Die Zahl setzt sich wie folgt zusammen: 174 Patientinnen hatten an der Erstuntersuchung teilgenommen, davon hatten 162 den Gießen-Test ausgefüllt, 7 ihn abgelehnt, und 5 Patientinnen wurde er nicht vorgelegt. Die Nachuntersuchung lehnten 3 Patientinnen ab, die den Gießen-Test ausgefüllt hatten.

Die Patientinnen wurden von mir – wenn notwendig – mehrmals angeschrieben und gebeten, sich telefonisch zu melden. 12 Patientinnen wurden angerufen, nachdem sie auf die Briefe nicht geantwortet hatten. 6 Patientinnen waren unbekannt verzogen, von den restlichen 153 haben 125 = „82,3%" geantwortet, 28 = „17,7%" nicht geantwortet. Die Nachuntersuchung bestand in 8 Fällen aus einem Gespräch, meist in der Wohnung der Patientinnen. Aus organisatorischen wie emotionalen Gründen wurde diese Form der Nachuntersuchung aufgegeben und in den übrigen Fällen ein ausführliches Telefongespräch geführt. Dabei wurden die Patientinnen gebeten, nochmals den Gießen-Test S auszufüllen, den ich ihnen nach Zustimmung zusandte. Alle Patientinnen außer einer waren damit einverstanden, 108 füllten den Gießen-Test aus und sandten ihn zurück. 3 von 28 Patientinnen, die nicht geantwortet hatten, begründeten ihre Absage schriftlich oder telefonisch.

Von 2 Patientinnen, die ebenfalls nicht geantwortet hatten, liegt eine Fremdanamnese vor, die ich über andere Patientinnen erhalten hatte. Die ungewöhnlich hohe Beteiligung an der Nachuntersuchung spricht dafür, daß die emotionale Belastung durch die Anamneseerhebung nicht so stark war, wie anfänglich befürchtet wurde und daß es gelungen ist, einen positiven emotionalen Kontakt herzustellen.

Begründung

Die Nachuntersuchung war notwendig, um die Verarbeitung des Eingriffs beurteilen zu können und um die angenommenen Konflikte und Konfliktlösungen sowie den Zusammenhang zwischen Ursache und Funktion der Schwangerschaft und ihrer Verarbeitung weiter zu überprüfen. Daraus ergaben sich die Schwerpunkte der Nachuntersuchung: der Verlauf der Beziehungssituation, geplante oder ungeplante Schwangerschaften, das Antikonzeptionsverhalten, die Verarbeitung der Interruptio, die Einstellung zur damaligen Entscheidung sowie in der Zwischenzeit aufgetretene Krankheiten.

Der Gießen-Test bot sich nicht nur aus Gründen der Vergleichbarkeit an, sondern vor allem, weil das Konzept des Tests beinhaltet, daß Erfahrungen durch unbewußte und bewußte Erfahrung laufend modifiziert werden und sich dies im Selbstbild in Abhängigkeit zu den Umweltbeziehungen niederschlagen wird. Fehlende Umformungen werden als charakteristisch für seelische Krankheiten angesehen (Beckmann u. Richter 1979).

Auf die erneute Vorlage des Belastungsbogens wurde verzichtet, da dadurch insgesamt die Bereitschaft, sich nochmals schriftlich festzulegen, zurückgegangen wäre.

5 Die wichtigsten psychosozialen Daten der 228 Interruptiopatientinnen Projekt I a

5.1 Altersverteilung, Höhe der Schwangerschaftswoche, Indikationsverteilung

Tabelle 5. Altersverteilung sämtlicher Berliner Interruptiopatientinnen 1979 und 1980 im Vergleich zu unseren 228 Interruptiopatientinnen

Sämtliche Berliner Interruptiopatientinnen	1979	1980	Unsere Untersuchung
Unter 15 Jahren	48		1 (0,9%)
15- bis 19jährig	1 486 (14,7%)	1 460	41 (18,0%)
20- bis 24jährig	2 399 (23,7%)	2 584	53 (22,7%)
25- bis 29jährig	2 682 (26,5%)	2 438	44 (19,3%)
30- bis 34jährig	1 799 (17,8%)	2 002	35 (15,5%)
35- bis 39jährig	1 120 (11,1%)	1 218	44 (19,3%)
40- bis 44jährig	443 (4,4%)	457	10 (4,3%)
Über 45jährig	27 (0,3%)	39	
	10 104	10 330	228

Tabelle 6. Übersicht über die Höhe der Schwangerschaftswochen, in welchen der Abbruch erfolgt

Schwangerschaftswoche	6	7	8	9	10	11	12	13	14	15	16
Zahl der Patientinnen insgesamt	2	16	41	50	53	21	35	8	3	—	—

Auffallend ist unser hoher Anteil der 35- bis 39jährigen, die in unserer Untersuchung im Vergleich zu allen Abbruchpatientinnen in Berlin deutlich überrepräsentiert sind. Dies hängt damit zusammen, daß die 25- bis 29jährigen aufgrund ihres besseren Informationsstandes und der geringeren Komplikationsrate den ambulanten Abbruch bevorzugen (Schempp 1982). In den USA (Lewit u. Tietze 1982) und Kanada (Wadhera 1982; Sachdev 1982) ist der Anteil der Teenager wesentlich höher als in England (Frank 1982), Schweden (von Schoultz et al. 1982) und in der Bundesrepublik (s. Tabelle 3).

Die meisten Eingriffe werden um die 9. Woche durchgeführt. Es ergibt sich in Abhängigkeit vom Zivilstand und/oder von der Beziehungssituation kein Unterschied. Im Gießen-Profil erleben die Frauen, die den Abbruch vor der 10. Woche machen lassen, sich signifikant unterkontrollierter.

Indikationsverteilung

214 (93,9%) Patientinnen mit psychosozialer Indikation,
  9 (3,9%) Patientinnen mit medizinischer Indikation,
  2 Patientinnen mit psychiatrischer Indikation,
  2 Patientinnen mit sozialer und medizinischer Indikation,
  1 Patientin mit sozialer und psychiatrischer Indikation.

Die geringe Anzahl der Patientinnen mit medizinischer Indikation ist dadurch bedingt, daß die medizinische Indikation überprüfbar und organisatorisch aufwendiger ist, daher nicht gern ausgestellt wird. Bei genauerer Überprüfung würde sich der Anteil an medizinischen Indikationen leicht erhöhen.

5.2 Aufteilung der Patientinnen nach ihrer Beziehungs- und Kindersituation

Eine Aufteilung nach der Beziehung der Patientinnen ist sinnvoll, da die Beziehungssituation, die Gewichtung der Gründe, die zum Abbruch führen, mitbestimmend sind und zugleich deutlich machen, daß die ungewollte Schwangerschaft nicht allein das Problem Unverheirateter oder Beziehungsloser ist.

a) Verheiratet. 88 (38,6%) Patientinnen sind verheiratet und leben mit ihrem Ehemann zusammen (im Durchschnitt sind sie 10,5 Jahre verheiratet); laut Statistik des Senators für Gesundheit sind 1979 5040 der Berliner Interruptiopatientinnen, das sind 50%, verheiratet, verwitwet oder geschieden (1980 54,4%). In unserer Untersuchung beträgt der vergleichbare Anteil 131–57,5%.

Von den 88 Verheirateten haben 77 Kinder:
- 25 Patientinnen 1 Kind,
- 35 Patientinnen 2 Kinder,
- 10 Patientinnen 3 Kinder,
- 7 Patientinnen 4 Kinder oder mehr,
- 11 Patientinnen keine Kinder.

Der Unterschied im Anteil der Verheirateten kommt dadurch zustande, daß in unserer Untersuchung der Anteil an unter 20jährigen größer und der 25- bis 29jährigen geringer ist. Diese Altersgruppe wird den ambulanten Eingriff bevorzugen (vgl. Schempp 1982).

b) Fester Partner. 105 (46,1%) Patientinnen geben an, einen festen Partner zu haben; davon haben 33 Kinder:
- 27 Patientinnen 1 Kind,
- 5 Patientinnen 3 Kinder,

- 1 Patientin 4 Kinder,
- 72 Patientinnen keine Kinder.

Bei 9 (5%) Patientinnen der Gruppen a) und b) ist die Schwangerschaft sicher oder sehr wahrscheinlich die Folge eines „Seitensprungs". Schempp (1982) kommt an ihren ambulant interruptierten Frauen auf 8,2%.

c) Ohne Partner. 35 (15,4%) Patientinnen sind zur Zeit der Interruptio ohne festen Partner; davon haben 15 Patientinnen zur Zeit der Konzeption einen festen Partner gehabt. In dieser Gruppe haben 7 Patientinnen Kinder.

5.3 Dauer der Ehe oder Beziehung, nach der die Schwangerschaft eintritt

Tabelle 7. Dauer der Ehe, sofern die Patientin mit ihrem Mann zusammenlebt

Jahre	0–5	6–10	11–15	16–20	21–25
Zahl der Patientinnen	16	25	26	18	3

Tabelle 8. Dauer der Beziehung der Patientinnen mit festem Partner

Monate	0–6	7–12	13–18	19–24	25–36	37–48	49–240
Zahl der Patientinnen	27	20	4	25	8	5	15

Überraschend ist, daß es nach so langer Ehe noch zu so vielen ungewollten Schwangerschaften kommt. Zugleich spricht es dafür, daß mit zunehmender Ehedauer die Bereitschaft, ein Kind auszutragen, abnimmt.

Die kritischen Phasen, in denen die Frauen ungewollt schwanger werden, liegen zeitlich gesehen ganz am Anfang der Beziehung sowie zwischen dem 19. und 24. Monat.

5.4 Ideale und realisierte Kinderwunschsituation von Projekt I a

117 (51,2%) Patientinnen wollen in Zukunft ein oder mehrere Kinder haben.
 64 (28,5%) Patientinnen haben ihren Kinderwunsch erfüllt.
 27 (12,0%) Patientinnen haben einen unerfüllten Kinderwunsch, fühlen sich jetzt aber zu alt oder zu belastet, um ihren Kinderwunsch zu realisieren.
 20 (8,7%) Patientinnen wollen keine Kinder (17) oder sind sich darüber noch nicht im klaren (3).

Tabelle 9. Kinderwunsch und reale Kindersituation

	Kinderwünsche von 228 Interruptiopatientinnen	Reale Kindersituation von 117 Patientinnen mit Kindern
1 Kind möchten	36 (16,5%)	und haben 57 (48,7%)
2 Kinder möchten	136 (56,3%)	und haben 37 (31,6%)
3 Kinder möchten	28 (12,3%)	und haben 15 (12,8%)
4 Kinder möchten	9 (4,0%)	und haben 4 (3,4%)
5 Kinder möchten	2 (0,9%)	und haben 4 (3,4%)
6 Kinder möchte	1 (0,45%)	

5.5 Schul- und Berufssituation und Ausbildungsgang der Patientinnen im Vergleich zu ihren Müttern

a) Schul- und Berufssituation
91 (40,5%) Patientinnen haben die Hauptschule besucht,
89 (39,0%) Patientinnen haben die Mittlere Reife,
37 (16,3%) Patientinnen haben Abitur,
 5 (2,0%) Patientinnen gehen noch zur Hauptschule,
 3 (1,3%) Patientinnen stehen kurz vor der Mittleren Reife,
 3 (1,3%) Patientinnen stehen vor dem Abitur.

149 (65,4%) Patientinnen sind berufstätig,
 36 (15,8%) Patientinnen sind Hausfrau,
 31 (13,6%) Patientinnen befinden sich in Ausbildung,
 12 (5,3%) Patientinnen sind arbeitslos.

b) Ausbildungsgang von 197 Patientinnen, sofern die Ausbildung abgeschlossen ist
38 (19,5%) Patientinnen haben keinen Beruf erlernt, davon sind 2 arbeitslos,
138 (69,5%) Patientinnen haben eine Lehre abgeschlossen, davon sind 10 arbeitslos,
 5 (2,5%) Patientinnen haben eine abgeschlossene Lehre und eine Zusatzausbildung,
 7 (3,5%) Patientinnen haben eine abgeschlossene Lehre und ein Fachhochschulstudium,
 9 (4,5%) Patientinnen haben ein abgeschlossenes Hochschulstudium.

Ausgehend von der Ausbildung und der ausgeübten Tätigkeit ergibt ein Vergleich folgendes Bild:
103 (51,9%) Frauen von 205 haben es weiter gebracht als ihre Mütter,
 86 (40,9%) Frauen gleich weit,
 16 (7,2%) Frauen nicht so weit.
23 Frauen sind danach nicht zu beurteilen.

Zum Vergleich die Verteilung nach Bildungsabschluß aufgrund der Ergebnisse des Mikrozensus von 1978 (Statistisches Jahrbuch 1979): Danach haben von

der weiblichen Bevölkerung im Alter von 15 bis 45 Jahren 69% Hauptschulab-
schluß, 21% Realschulabschluß und 10% Abitur.

5.6 Schul- und Berufssituation und Ausbildungsgang der Partner

a) Schul- und Berufssituation von 193 Partnern
95 (49,6%) haben die Hauptschule besucht,
52 (27,0%) haben die Mittlere Reife,
39 (20,1%) haben Abitur,
 2 (0,8%) gehen noch zur Hauptschule,
 4 (1,9%) stehen kurz vor der Mittleren Reife,
 1 (0,4%) steht vor dem Abitur.

b) Ausbildungsgang von 193 Partnern
16 (8,8%) der Partner haben keinen Beruf erlernt, davon ist einer arbeitslos,
99 (52,3%) der Partner haben eine Lehre abgeschlossen, davon sind 11 arbeits-
                los,
27 (14,8%) der Partner haben eine abgeschlossene Lehre und eine Zusatzaus-
                bildung (Meister, Techniker), davon sind 2 arbeitslos,
13 (7,2%) der Partner haben eine abgeschlossene Lehre und ein Fachhoch-
                schulstudium,
15 (8,3%) der Partner haben ein abgeschlossenes Hochschulstudium, davon
                ist einer arbeitslos,
16 (8,8%) der Partner befinden sich in Ausbildung (2 gehen zur Fachhoch-
                schule, 9 studieren und 5 machen eine Lehre),
 7   gehen noch zur Schule.

5.7 Familiäre Verhältnisse in der Herkunftsfamilie der Patientinnen

*a) Als Kind bei Heirat der Eltern geplant, unterwegs oder schon da (von 227 Pa-
tientinnen – 1 wurde danach nicht gefragt)*
 95 (41,9%) von 227 geben an, als Kind geplant gewesen zu sein,
108 (47,6%) verneinen dies, und
 24 (10,6%) wissen es nicht.
192 (84,6%) von 227 sind als Kind erwünscht gewesen,
 27 (11,9%) verneinen dies, und
  8 (3,5%) wissen es nicht.
        Bei der Heirat der Eltern waren in 112 (50,8%) Fällen Kinder unterwegs.

b) Bei wem aufgewachsen
150 (66,0%) von 227 sind bei den Eltern aufgewachsen (d. h. sie haben die er-
                sten 10 Lebensjahre dort verbracht), 1 Patientin wurde danach
                nicht gefragt.
 34 (15,9%) bei ihrer Mutter,
 12 (5,0%) bei Mutter und Stiefvater,

4	bei Vater und Stiefmutter,
3	bei ihrem Vater,
8	bei den Großeltern,
2	bei Mutter und Großmutter,
6	bei Großmutter,
3	bei Verwandten und
5	im Heim.

c) Beziehungen zu den Eltern oder zu den Hauptbezugspersonen
148 (64,9%) gute bis sehr gute Beziehung zu den Eltern oder Ersatzeltern,
 53 (23,2%) befriedigende Beziehung,
 27 (11,8%) schlechte Beziehung.

5.8 Angaben der Patientinnen über die Qualität ihrer Beziehung und ihre psychische, physische und finanzielle Belastbarkeit

a) Verheiratet. Von 88 Patientinnen geben 72 (81,9%) an, daß sie eine gute oder sehr gute Beziehung zu ihrem Partner haben. Von 87 Patientinnen (eine wurde nicht gefragt) geben 57 (65,8%) an, daß sie ein weiteres Kind finanziell tragen könnten. Von diesen 57 wiederum geben 23 Patientinnen an, daß ein (weiteres) Kind auch von der physischen und psychischen Belastung her für sie tragbar ist.

b) Fester Partner. Von 105 Patientinnen geben 85 (81,9%) an, daß sie eine gute oder sehr gute Beziehung zu ihrem Partner haben. 40 haben eine gemeinsame Wohnung, 64 wohnen getrennt, eine Frau wohnt in einem Heim. Die Beziehungen bestehen im Durchschnitt 10 Monate. Für 42 (40%) dieser 105 Patientinnen ist ein (weiteres) Kind finanziell tragbar, von diesen 42 sehen sich 23 von der psychischen und physischen Belastung her dazu imstande.

c) Ohne Partner. Von insgesamt 35 Patientinnen geben 11 (31,4%) an, daß ein (weiteres) Kind für sie finanziell tragbar ist. Alle 11 sind auch der Meinung, daß dies von der psychischen und physischen Belastung her ebenfalls zutrifft.

5.9 Gründe, die zum Abbruch führen

Eine Kategorisierung der von den Patientinnen angegebenen Gründe für eine Unterbrechung ergibt folgende Verteilung, wobei meist mehrere Gründe angeführt werden:

Von den Verheirateten:

1. finanzielle Gründe	23
2. partnerschaftliche Gründe	26
3. in Ausbildung begriffen	6

4. zu starke Belastung   36
5. andere Pläne   56
6. medizinische und eugenische Gründe   19
7. psychiatrische Gründe   2

Mit festem Partner:
1. finanzielle Gründe   27
2. partnerschaftliche Gründe   49
3. in Ausbildung begriffen   41
4. zu starke Belastung   6
5. zur Zeit andere Pläne   37
6. medizinische und eugenische Gründe   15
7. psychiatrische Gründe   3

Ohne Partner:
1. finanzielle Gründe   10
2. partnerschaftliche Gründe   33
3. in Ausbildung begriffen   5
4. zu starke Belastung   4
5. zur Zeit andere Pläne   3
6. medizinische und eugenische Gründe   4
7. psychiatrische Gründe   2

Zur Erläuterung der Kategorisierung

Die Patientinnen, die sich in der Ausbildung befinden und dies als Motiv für die Unterbrechung angeben, werden nicht mehr unter Punkt 1 (Finanzen), Punkt 4 (Belastung) oder Punkt 5 (andere Pläne) angeführt. In den meisten Fällen haben die Patientinnen, die sich in der Ausbildung befinden, auch keine ausreichenden finanziellen Mittel. Selbst wenn sie diese haben, sind sie aufgrund der Ausbildungssituation in der Regel nicht bereit, die Schwangerschaft auszutragen. Unter „andere Pläne" werden alle die Patientinnen kategorisiert, die zur Zeit einfach kein Kind haben wollen. Ein Kind paßt nicht in ihre augenblickliche Lebensgestaltung. Sie sind auch unter (veränderten) optimalen Bedingungen nicht zum Austragen eines Kindes bereit.

Die am meisten genannten Gründe der Gruppe a sind „andere Pläne" und „zu schwere Belastung". In Gruppe b hingegen „partnerschaftliche Gründe" und „Ausbildung", wobei man nochmals auf den Zusammenhang zwischen Ausbildung und finanzieller Situation hinweisen muß. Auffallend ist der Widerspruch zwischen den Angaben „gute" und „sehr gute" Beziehungen und der häufigsten Angabe „partnerschaftliche Gründe". Beim Vergleich der Angaben der einzelnen Gruppen kommt die unterschiedliche Altersstruktur zum Ausdruck. Gruppe b ist im Schnitt jünger als Gruppe a, hat weniger Kinder, ist im Beziehungsbereich noch nicht so festgelegt, stärker in Ausbildung begriffen und erlebt ein (weiteres) Kind nicht so stark belastend wie Gruppe a.

Es ist anzunehmen, daß es sich bei den genannten Gründen – die bereits zum Konzeptionszeitpunkt vorliegen – nicht um die handlungsbestimmenden

Motive handelt, sondern eher um Umstände, die das Austragen der Schwangerschaft – für jedermann plausibel – erschweren. Daß das Erleben einer Situation von tieferliegenden Beweggründen abhängig sein dürfte, macht eine Patientin deutlich, die sich in finanzieller Not wähnt, da sie gerade ihre dritte Eigentumswohnung gekauft hat und diese nun abstottern muß. Der Gedanke, die Wohnung zu verkaufen oder den Gürtel mal enger zu schnallen, kommt ihr aufgrund der Funktion der ungewollten Schwangerschaft nicht. Diese Annahme soll mit den folgenden Daten noch weiter belegt werden.

5.10 Zum Entscheidungsprozeß

5.10.1 Bedingungen, unter welchen die Schwangerschaft ausgetragen würde

Danach gefragt, unter welchen Bedingungen sie bereit wären, die Schwangerschaft auszutragen, antworten

- 93 (40,8 %) unter keiner Bedingung,
- 49 (21,5 %) wenn sie älter oder jünger wären,
- 46 (20,2 %) wenn sie eine gute Beziehung hätten,
- 23 (10,0 %) wenn sie mehr Geld hätten,
- 17 (7,5 %) wenn sie gesünder wären.

Beinahe 41 % haben den Mut, offen zu sagen, daß sie schlicht zur Zeit keine Kinder haben wollen, womit auch ambivalente Einstellungen ausgeschlossen werden können. Die Frage ist, ob die anderen bei Vorliegen der gewünschten Bedingungen schwanger geworden wären und ob nicht umgekehrt – mit Ausnahme der Patientinnen, die die Schwangerschaft bei besserer finanzieller Situation sofern sie von der Ausbildung unabhängig ist, austragen würden – die fehlenden gewünschten Bedingungen die Konzeption zumindest begünstigt haben. Es sei nochmals auf die Arbeit von Hardt et al. (1980) verwiesen, wo zahlreiche Patientinnen sich plötzlich zum Austragen entschieden, obwohl die Bedingungen objektiv ungünstiger geworden sind. Weitere Aufschlüsse über diesen Fragenkomplex werden in der Nachuntersuchung an den Patientinnen gewonnen werden, die inzwischen schwanger sind oder ein Kind haben möchten.

5.10.2 Von wem geht die Entscheidung aus?

Von den 228 Patientinnen werden die 193 Patientinnen, die zur Zeit der Unterbrechung einen festen Partner angeben, gefragt, von wem primär die Entscheidung zur Unterbrechung ausgeht.

102 (52,8 %) Frauen geben an, daß von ihnen die Entscheidung ausgeht.
 80 (41,5 %) Frauen geben an, daß die Entscheidung von beiden ausgeht.
 11 (5,7 %) Frauen geben an, daß die Entscheidung vom Partner ausgeht.

Aufgeteilt nach den Beziehungsgruppen sieht es wie folgt aus:
Gruppe a (verheiratet):

von der Frau ausgehend	37 (44,0%)
vom Partner ausgehend	7 (8,0%)
von beiden ausgehend	44 (50,0%)

Gruppe b (mit festem Partner):

von der Frau ausgehend	66 (62,9%)
vom Partner ausgehend	4 (3,8%)
von beiden ausgehend	35 (33,3%)

Gruppe c (ohne festen Partner):
Die Frage stellt sich für diese Gruppe nicht.

5.10.3 Einfluß der Eltern

Bei 51 (22,4%) Patientinnen besteht eine räumliche und finanzielle Abhängigkeit von den Eltern (17 wohnen bei ihren Eltern), 39 (76,5%) davon geben an, daß die Eltern sie unterstützen, falls sie die Schwangerschaft austragen und daß die Eltern sie zum Abbruch nicht drängen. 10 (19,6%) Patientinnen haben Zweifel, ob die Eltern zu ihnen halten und nur 2 sind sich sicher, daß sie bei ihren Eltern auf Ablehnung stoßen würden. Nach diesen Angaben hat eine bedeutende Einstellungsänderung in der Bevölkerung eingesetzt. Eltern erleben die uneheliche Geburt eines Kindes ihrer Tochter nicht mehr als Schande, die nur durch Ablehnung und Distanzierung ertragen werden kann, sondern bieten solidarisch ihre Hilfe an und können sich über den Nachwuchs freuen.

5.10.4 Das Verhalten bei Ablehnung des Antrags

Diese Frage wird den Patientinnen mit medizinischer oder psychiatrischer Indikation nicht gestellt.

1. 138 (64,5%) Patientinnen sind bereit, bei Ablehnung des Abbruchverlangens die Interruptio illegal machen zu lassen.
2. 25 (11,7%) Patientinnen können sich im Moment nicht entscheiden, wie sie sich bei einer Ablehnung verhalten würden.
3. 51 (23,8%) Patientinnen sind bereit, die Schwangerschaft im Falle einer Ablehnung auszutragen. Von diesen würden 4 ihr Kind in ein Heim geben und 47 das Kind behalten wollen.

Nur 22 der 51 Patientinnen haben ihren Kinderwunsch weitgehend realisiert, bei den anderen besteht ein Kinderwunsch, der später verwirklicht werden soll. Die 51 Patientinnen, die das Kind austragen würden, und die 25, die sich nicht entscheiden können, verteilen sich auf die 3 angegebenen Beziehungsgruppen wie folgt:

Gruppe a (verheiratet):	22 (26,8%),	12 (14,6%)
Gruppe b (fester Partner):	27 (27,3%),	10 (10,1%)
Gruppe c (ohne Partner):	2 (6,1%),	3 (9,1%)

Eine illegale Unterbrechung kommt für die Patientinnen aus folgenden Gründen nicht in Frage, wobei wiederum mehrere Gründe angegeben werden können, und die Numerierung nach der Häufigkeit der Angaben erfolgt:

1. moralische Einwände,
2. Angst, daß bei einer illegalen Unterbrechung gepfuscht würde,
3. nicht ausreichend Geld,
4. Unbeweglichkeit (keine Adresse; zu umständlich, nach Holland zu fahren).

5.11 Das Antikonzeptionsverhalten

Wir haben das praktizierte Antikonzeptionsverhalten nach den Methoden in 4 Gruppen aufgeteilt (s. Tabelle 10). Bei der Anamneseerhebung wird besonderer Nachdruck auf die praktizierte Methode gelegt.

Zu Methode I. Wenn die Einnahme der Pille einmal vergessen, aber innerhalb von 24 h nachgenommen wird, oder wenn Diarrhöen oder grippale Infekte vorliegen, dann werden diese Fälle als nicht kategorisierbar herausgenommen.

Zu Methode II. Es werden nur Frauen kategorisiert, die ohne Ausnahme die Methode II praktiziert haben, ansonsten werden sie zu Methode III zugerechnet.

Zu Methode III. Die Einschätzung der Methode III macht besondere Schwierigkeiten, da die praktizierte Anwendung sich nicht immer genau rekonstruieren läßt. Bei Zweifeln an einer vernünftigen Anwendung der Methode III wurden die Frauen der Methode IV zugerechnet.

Von den 13 nicht einzuordnenden Patientinnen nehmen 8 die Pille ein und zugleich andere, die Pillenwirkung angeblich reduzierende Medikamente oder leiden zu der Zeit unter Diarrhöen. Dabei sind sich die Frauen meist des erhöhten Schwangerschaftsrisikos bewußt. Eine Patientin wird schwanger, obwohl sie sich 2 Jahre zuvor sterilisieren ließ, eine Patientin bemerkt den Abgang der Spirale nicht. 3 Patientinnen haben ursprünglich einen Kinderwunsch, den 1 aufgrund einer veränderten Beziehungssituation und 2 Patientinnen aus medizinischen Gründen aufgeben.

Die unterschiedliche Prozentzahl der Methode I aus Projekt Ia ist im Vergleich zu den Angaben aus der Beratungsstelle Kreuzberg und zu München-Harlaching dadurch bedingt, daß die 8 Patientinnen, die ebenfalls die Pille nehmen, aufgrund der unklaren Umstände nicht unter Methode I kategorisiert werden können. Die Unterschiede zu Schempp (1982) und Oeter u. Nohke (1982) werden mit der Fragetechnik, der Auswahl und dem Alter der Patientinnen zusammenhängen. So wurde bei der Orientierung nach Knaus nach der vorgenommenen Berechnungsgrundlage gefragt. Dabei zeigte sich dann häufig, daß äußerst oberflächlich vorgegangen wurde, so daß die Frauen unter „kein Schutz" kategorisiert werden mußten. Ähnlich ungenau wurde mit der Angabe „Coitus interruptus" umgegangen.

Tabelle 10. Unterteilung des Antikonzeptionsverhaltens

	Vorliegende Untersuchung Projekt I a	Beratungsstelle Kreuzberg (Höbich 1980)	Krankenhaus München-Harlaching (Döring 1980)	Ambulanter Abbruch (Schempp 1982)	(Oeter und Nohke 1982)	Österreichische Untersuchung (Wimmer-Puchinger 1982)	Schwedische Untersuchung (v. Schoultz 1982)	Untersuchung USA (Mosley et al. 1982)
Methode I Pille, Spirale, Dreimonatsspritze	5,3% (12)	13,0%	12,0%	3,4%	13,7%	8,1%	—	—
Methode II Kondome, Patentex, o.ä.	10,5% (24)	14,0%	14,4%	26,3%	20,0%	—	—	—
Methode III Rechnen nach Knaus, Orientierung am Mittelschmerz, Coitus interruptus	16,2% (37)	6,0%	3,9%	32,0%	30,7%	—	—	—
Methode IV Keinerlei Schutz	62,3% (142)	66,0%	62,0%	32,0%	32,7%	57,1%	60,0%	73,0%
Nicht einzuordnen	5,7% (13)							

Die Angaben von Döring (1982) aus München-Harlaching werden von 494 Frauen, die von Höbich (1980) an 958 Frauen (per Befragung), die von von Schoultz et al. (1982) an 498 Frauen, von Wimmer-Puchinger (1982) an 109 Frauen (per Befragung) und von Oeter u. Nohke (1982) an 205 Frauen in 2 verschiedenen Institutionen (per Befragung) gewonnen. Mosley et al. (1981) kommen an 62 Frauen per Fragebogen zu ihren Ergebnissen.

Das Antikonzeptionsverhalten der 142 Patientinnen, die Methode IV praktizieren, wird zum besseren Verständnis weiter aufgeschlüsselt:

- 97 (68,3%) Patientinnen haben keine Erklärung für ihr Verhalten. Diese Patientinnen haben über unterschiedlich lange Zeiträume keinen Schutz praktiziert.
- 14 (9,9%) Patientinnen sind nur einmal von der relativ sicheren Methode II abgegangen oder haben die sonst mit Erfolg beachtete Rechenregel aufgegeben und sich vielleicht von der Situation verführen lassen.
- 16 (11,3%) Patientinnen glauben, aufgrund einer gynäkologischen Komplikation nicht mehr schwanger werden zu können.
- 6 (4,2%) Patientinnen haben sich noch nie geschützt. Dies sind junge Mädchen, die bis dahin noch keine Koituserfahrung haben, aber auch ältere Frauen, die für ihr Verhalten keine Gründe angeben können. Diese Gruppe unterscheidet sich vor der ersten Gruppe, da die Patientinnen der ersten Gruppe sich schon irgendwann einmal geschützt haben.
- 8 (5,6%) Patientinnen haben geglaubt, sie seien für eine Konzeption schon zu alt.
- 2 (1,4%) Patientinnen sind der Meinung, daß die Pille auch in der Pillenpause wirkt.

5.12 Wechsel im Antikonzeptionsverhalten

110 (48,2%) Patientinnen geben an, innerhalb der letzten 2 Jahre ihr sicheres Antikonzeptionsverhalten aufgegeben zu haben. Davon geben 102 (44,7%) Patientinnen die Pille auf und 8 (9,5%) die Spirale. Von den Pillenbenutzerinnen praktizieren anschließend 16 (15,7%) die unsichere Methode III, 74 (72,5%) die Methode IV und nur 7 (6,5%) die relativ sichere Methode II. Von den 8 Patientinnen, die die Spirale aufgeben, praktizieren danach 2 die Methode III, 5 die Methode IV und nur eine Patientin die Methode II.

5.13 Gründe für den Wechsel im Antikonzeptionsverhalten

73 (71,6%) Patientinnen setzen die Pille ab, d.h. sie haben nicht vor, sie in absehbarer Zeit wieder zu nehmen. In 22 Fällen geschieht es auf Anraten und/oder Wissen des behandelnden Arztes.

29 (28,4%) Patientinnen machen die „übliche Pillenpause", davon 10 mit Wissen und/oder auf Empfehlung des Arztes. Bei Oeter u. Wilken (1981) geht die Unterbrechung der Pilleneinnahme in 51% von der Frau aus, in dieser Untersuchung sind es 31%.

Die Gründe für den Wechsel sind vor allem aktuelle körperliche Beeinträchtigungen, gefürchtete Folgeschäden, unterschiedlich motivierte Ablehnung und keine sexuelle Kontaktmöglichkeit, wobei ein Zusammenhang bestehen wird zwischen der Ablehnung der Pille und der Intensität des Erlebens von Nebenwirkungen (Nijs 1972; Lidz 1979b).

Von 8 Patientinnen, die die Spirale aufgeben, ist in 7 Fällen die Zweijahresfrist abgelaufen, in einem Fall muß die Spirale wegen einer Komplikation vorzeitig gezogen werden.

5.14 Einstellung und Verträglichkeit der Pille

Tabelle 11. Einstellung und Verträglichkeit der Pille

Verträglichkeit	Ablehnung	Keine Meinung	Keine Ablehnung	Alle
Ja	19		90	109
Nein	19		57	76
Keine Erfahrung	12	11	10	33
Alle	60	11	157	228

Die Pille wird meist 6, 12 und 18 Monate ohne Pause eingenommen – 38 Patientinnen nehmen sie ohne Unterbrechung zwischen 5 und 15 Jahren ein und praktizieren dann häufig keinerlei Schutz mehr.

Interessant ist, daß nicht mehr Patientinnen die Pille ablehnen, obwohl sie sie nicht vertragen, dagegen ist bei den meist jüngeren Patientinnen ohne Pillenerfahrung ein anderer Trend zu erkennen. Mehr als ein Drittel lehnt die Pille von vornherein ab.

5.15 Der zeitliche Abstand zur letzten Schwangerschaft

Bei 45 (19,7%) Patientinnen liegt die letzte Schwangerschaft höchstens 2 Jahre zurück (29 trugen sie aus, 16 ließen sie unterbrechen), bei 15 liegt sie 2 bis 4 Jahre, bei 17 4 bis 6 Jahre und bei 16 Patientinnen 6 bis 8 Jahre zurück.

Das Antikonzeptionsverhalten der 45 (19,7%) Patientinnen, deren Schwangerschaft höchstens 2 Jahre zurückliegt, sieht wie folgt aus:

Methode I   1 Patientin
Methode II   2 Patientinnen
Methode III   6 Patientinnen
Methode IV   33 Patientinnen (71,1%).
Nicht zuzuordnen sind 3 Patientinnen.

Diese Patientinnen haben ihre Konzeptionsfähigkeit kurz zuvor erlebt, dabei bleibt es von der bewußten Ebene her gesehen besonders unverständlich, warum sie sich nicht geschützt haben.

5.16 Plötzlicher Wechsel der Konzeptionsfähigkeit/-bereitschaft

Darunter werden die Patientinnen erfaßt, die seit mindestens 2 Jahren bis zu 14 Jahren völlig ungeschützt sexuellen Verkehr haben oder sich konsequent vernünftig an die Knaus-Ogino-Methode halten und bei der jetzigen Konzeption davon nicht abgewichen sind. Bei 33 Frauen zeigt sich ein Empfängniswechsel bei gleichem Partner, bei 11 Frauen nach Partnerwechsel. Bei den 33 Frauen, die keinen Partnerwechsel hinter sich haben, findet sich meist eine psychodynamisch verständliche, auslösende Situation (s. Fallbeispiel S. 60).

5.17 Häufigkeit der Abbrüche und der Sterilisationswünsche

Tabelle 12. Häufigkeit der Abbrüche und der Sterilisationswünsche

	Vorliegende Untersuchung Projekt I a [%]	Schempp 1982 [%]	von Schoultz et al. Schweden 1982 [%]	Nair Kanada 1974–1979 [%]	Mall-Haefli et al. 1982 [%]
1. Abbruch	82,5	42,4			
2. Abbruch	15,4	32,2	27,0	11,0	13,0
3. Abbruch	2,2	17,7	11,0 oder mehr		
4. Abbruch		7,7			

26 (11,4%) Patientinnen lassen zusammen mit der Interruptio eine Sterilisation durchführen.

9 (3,9%) weitere Patientinnen wünschen sich ebenfalls eine Sterilisation. Die Durchführung läßt sich aber aus organisatorischen Gründen nicht verwirklichen.

5.18 Maßnahmen, die die ausgebliebene Regelblutung auslösen sollten

In 25 (11%) Fällen wurden ärztlicherseits Präparate oder Spritzen verabreicht, um eine Abbruchblutung auszulösen. Es ist anzunehmen, daß diese Maßnahme nicht nur aus Unwissenheit durchgeführt wurde, sondern auch, um dadurch die Grundlage für eine medizinische Indikation zu schaffen, falls die soziale Indikation nicht anerkannt werden würde.

5.19 Zusammenfassung und Interpretation

Von der Schul- und Berufsbildung sowie der Partnersituation ausgehend wird deutlich, daß es sich bei den Interruptio-Patientinnen nicht um eine sozial benachteiligte oder gesellschaftlich isolierte Gruppe handelt. Daß die ungewollte

Schwangerschaft Ausdruck eines konflikthaften Prozesses ist, dafür spricht, daß 50,5 % in Zukunft Kinder haben möchten und der hohe Anteil von 61,4 % der Frauen, die keinerlei Antikonzeptionsschutz praktiziert haben, was die Ergebnisse anderer Studien bestätigt. Bei diesem Verhalten handelt es sich nicht um ein einmaliges, situationsbedingtes Fehlverhalten, dies trifft lediglich bei 12 Patientinnen (11,2 %) zu. Intensive Aufklärung über Antikonzeptionsmittel und deren kostenlose Abgabe sind in ihrer Wirkung beschränkt, wie sich aus den Abbruchzahlen der DDR sagen läßt. Daß die Patientinnen über Antikonzeptionsmittel informiert sind, zeigt sich bei der Erhebung der Anamnesen und wird auch am hohen Wechsel im Antikonzeptionsverhalten deutlich, wobei besonders der unverständliche Wechsel von sicherem Schutzverhalten zu keinerlei Schutz auffällt, der sich vorläufig nur intra- und interpsychisch verstehen läßt. Diese Interpretation wird auch für den relativ hohen Anteil an Frauen zutreffen, deren Konzeptionsfähigkeit/-bereitschaft sich nach vielen Jahren ungeschützten Verkehrs plötzlich verändert.

Die zum Abbruch führenden Gründe sind häufig vordergründig, denn sie zeigen, daß die Mehrheit der Frauen zur Zeit schlicht keine Kinder haben will – weil die Schwangerschaft eine Funktion hat – und sie daher durch sozialpolitische Maßnahmen nur sehr eingeschränkt zum Austragen bewegt werden könnten. Dafür spricht auch die hohe Bereitschaft, den Abbruch gegebenenfalls illegal durchführen zu lassen. Weiterhin ergibt sich daraus ein klarer Hinweis aufgrund der „partnerschaftlichen Gründe", daß die ungewollte Schwangerschaft, die abgebrochen wird, auch im interpersonellen Kontext verstanden werden muß.

Die vergleichende Studie von Lewit u. Tietze (1982) über Schwangerschaften, Geburten und Abbrüche in Abhängigkeit vom Alter in der CSSR, DDR, Ungarn, England, Schweden und USA legt den Schluß nahe, daß außer inter- und intraindividuellen Konflikten und eingeschränkt sozialen Faktoren weiterreichende gesellschaftliche Faktoren, die wiederum Einfluß auf die Konfliktentwicklungen haben, das generative Verhalten bestimmen, was auch aus ethnologischen Studien bekannt ist (Malinowski 1930). In den östlichen Ländern liegt der Schwangerschaftsgipfel zwischen dem 18. und 24. Lebensjahr und der Abbruchgipfel zwischen dem 25. und 34. Lebensjahr, wogegen in England und Schweden die Schwangerschaftsspitze zwischen dem 20. und 29. Lebensjahr liegt und die Abbruchspitze zwischen dem 18. und 24. Lebensjahr. Auf die etwas abweichenden Verhaltensweisen in den USA wird nicht weiter eingegangen. Lewit u. Tietze sehen diese Entwicklung im Zusammenhang mit dem vom Alter her gesehenen unterschiedlichen Beginn der sexuellen Aktivitäten und der Familiengründung. Es sei nochmals auf die nicht zum Abbruch drängende Haltung der Eltern hingewiesen und auf die hohe Bereitschaft, den Abbruch bei Ablehnung des Antrags illegal machen zu lassen.

6 Typische Konfliktsituationen in der Erst- und Nachuntersuchung

6.1 Zum Problem der Konfliktkategorisierung

Die beschriebenen Konfliktsituationen treten nicht nur einzeln und isoliert auf, sondern kommen nebeneinander vor und stehen untereinander in einem funktionalen Zusammenhang, so daß eine eindeutige Zuordnung oft schwierig ist. In dieser Untersuchung kommen bis zu vier Konfliktbereiche nebeneinander vor, die sich psychodynamisch sinnvoll im Hinblick auf eine ungewollte Schwangerschaft interpretieren lassen. Die Zuordnung erfolgt dann nach der zuletzt aktualisierten Konfliktsituation, wobei die Abgrenzungen nicht immer eindeutig sind. Die dargestellten Konflikte sind unterschiedlich bewußtseinsnah. Zu berücksichtigen ist, daß durch die Methode der Datengewinnung und durch die äußeren Umstände der Anamnesesituation der Konflikt in der auslösenden Situation und seine Funktion in den Vordergrund rücken und strukturelle Gesichtspunkte benachteiligt werden.

Die Wechselwirkungen der Konflikte lassen sich schwer einschätzen, was in den Fallbeispielen deutlich gemacht wird. Es wird weitgehend darauf verzichtet, die Patientinnen und die dazu gehörenden Konflikte strukturdiagnostisch zu beschreiben, sondern ich gehe ganz von der Funktion des Konflikts aus. Da die praktizierte Antikonzeptionsmethode meistens von den Patientinnen ausgehend zu Beginn der Anamnese zur Sprache gebracht wird und die Konflikthypothese mit dem Antikonzeptionsverhalten verbunden ist, wird dieses Wissen die Suche nach einer möglichen Konfliktsituation beeinflussen.

Schwierigkeiten in der Zuordnung machen die Patientinnen, die die Pille eingenommen haben und zusätzlich die Pillenwirkung reduzierende Medikamente oder zu der Einnahmezeit unter Diarrhöen litten. Entscheidend ist dann, ob sie sich der pillenreduzierenden Wirkung bewußt waren oder nicht. Nur eine von 6 Patientinnen war sich des Risikos nicht bewußt und wird in der Gruppe „Konflikt nicht deutlich" kategorisiert.

In diese Konfliktgruppe kommen auch die Patientinnen, die ursprünglich einen Kinderwunsch hatten, ihn dann aber durch eine veränderte Beziehungssituation oder aus medizinischen Gründen wieder aufgaben. Dabei besteht der Verdacht, daß die medizinischen Gründe unbewußt herbeigeführt worden sind.

6.2 Zur Differenzierung der Patientinnen durch den Gießen-Test S

Durch varianzanalytische Vergleiche der Patientinnen der verschiedenen Konfliktgruppen mit den jeweils restlichen Patientinnen wird aufgrund der Konstruktion des Tests eine Bestätigung der durch psychoanalytische Exploration gefundenen Konfliktbeschreibungen erwartet. Da es sich bei den Abbruchpatientinnen um eine Auswahl aus der weiblichen Bevölkerung handelt, ist davon auszugehen, daß der varianzanalytische Vergleich mit der Eichstichprobe des Gießen-Tests bereits Hinweise auf die psychodynamische Struktur und die Interaktionsproblematik ergibt.

Das Gießen-Profil der Gesamtheit aller Interruptio-Patientinnen liegt im Normbereich. Im Vergleich mit der Eichstichprobe (es wurde die Neustandardisierung von 1975 zugrunde gelegt) zeigen sich in den Skalen II, III und IV hochsignifikante Unterschiede[1] (s. Abb. 5). Die Abweichungen in Skala III und IV liegen auf dem 0-%-Niveau. Der hohe Wert von Skala IV wird durch die augenblickliche Situation bedingt. Bei den Werten von Skala III – Untersteuerung – und II – Dominanz – wird es sich um Unterschiede handeln, die in enger Verbindung mit ungewollten Schwangerschaften stehen.

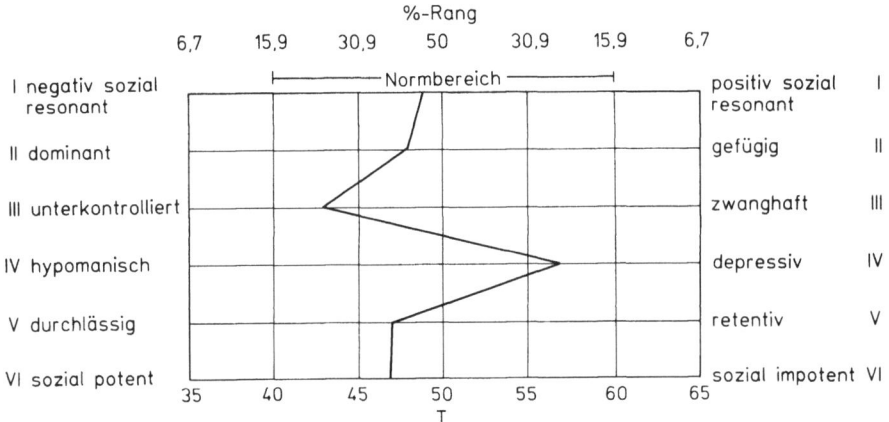

Abb. 5. Mittelwertprofile der Selbstbilder aller 162 Interruptiopatientinnen in der Erstuntersuchung (————) im Vergleich zur Eichstichprobe. (1975 haben Beckmann u. Richter eine Neueichung durchgeführt, die zugrunde gelegt wird.) Die Unterschiede in Skala II, III und IV sind hochsignifikant

6.3 Störungen der weiblichen Geschlechtsidentität

Diese Patientinnen klagen über vielfältige gynäkologische Beschwerden, häufig verbunden mit der Angst, nicht konzipieren zu können. Die Beschwerden und die Ängste – die meistens schon seit Jahren bestehen – sind Ausdruck des

---

[1] Unterschiede im varianzanalytischen Vergleich der Gießen-Profile auf dem 0- bis 1-%-Niveau werden als hochsignifikant, auf dem 1- bis 5-%-Niveau als signifikant bezeichnet. Bei allen Varianzanalysen mit dem Gießen-Test geht es um einen Vergleich der Mittelwerte verschiedener Gruppen. Dabei gehen die Größen und die Streuungen der Untergruppen (Standardabweichungen) mit in den Vergleich ein, und es werden die Standardabweichungen der jeweiligen Untergruppen miteinander verglichen

bedrohten weiblichen Identitätsgefühls und haben teilweise symbolischen Charakter. Das weibliche Identitätsgefühl ist im Zusammenhang mit ungewollten Schwangerschaften von besonderer Bedeutung. Häufig bleibt unklar, ob die Problematik eher auf die organischen Eingriffe und Beschwerden zurückzuführen ist oder tiefergehende emotionale Grundprobleme, die in diesen Beschwerden ihren Ausdruck suchen.

Bei den jüngeren Patientinnen dieser Konfliktgruppe lassen sich die Gründe für die Aktualisierung in der zum Konzeptionszeitpunkt vorherrschenden Situation nicht immer finden, dagegen die Funktion der ungewollten Schwangerschaft aufgrund der Beschwerden und Ängste gut verstehen. Die Ängste und Klagen werden ausgelöst durch Menstruationsstörungen, durchgemachte gynäkologische Entzündungen, kleinere gynäkologische Eingriffe und durch unklare ärztliche Äußerungen, die sich auf eine eingeschränkte Konzeptionsfähigkeit beziehen, sowie nach jahrelanger – bis zu 16 Jahren – pausenloser Einnahme der Pille. Die Frauen fragen sich jetzt besorgt, ob wirklich noch alles funktioniere. Häufig waren oder sind die Patientinnen sehr daran interessiert, schwanger zu werden, damit die Zweifel und die Ungewißheit, nicht konzipieren zu können – nicht vollwertige Frauen zu sein – beseitigt werden. Die Schwangerschaft ist dann Nachweis und Beruhigung zugleich. Koschorke (1979) weist darauf hin, daß oft nicht ein Kinderwunsch der Beweggrund für eine Schwangerschaft ist, sondern die Schwangerschaft als ein Beweis der Fruchtbarkeit gebraucht wird. Er berichtet von Frauen, die sich ihre Weiblichkeit laufend durch eine Schwangerschaft bestätigen müssen, um dann doch wieder abzubrechen. In psychoanalytischen Behandlungen wird deutlich, daß eine Schwangerschaft im Zusammenhang mit der ödipalen Situation stehen kann. So ist das laufend ungewollt Schwangerwerden und Austragen, ohne an Kindern interessiert zu sein, als Ausdruck eines Wunsches nach einem Penis zu verstehen. Ungewollte Schwangerschaften zu Beginn einer Analyse sind nichts Seltenes, obwohl vor Aufnahme einer Behandlung ausdrücklich darauf hingewiesen wird, daß lebenswichtige Entscheidungen (Dührssen 1972) – wie das eine Schwangerschaft darstellt – in der Analyse vorher besprochen werden sollen. Schwangerschaften können Ausdruck von regressiven Bedürfnissen sein, Ausdruck von Abwehr, um die gefürchtete Verschmelzung mit dem Therapeuten zu verhindern oder Projektionsobjekt für orale Bedürfnisse usw. In solchen Fällen genügt dann selbst ein sporadischer, praecoxtischer Verkehr, um eine Schwangerschaft auszulösen. Der Identitätskonflikt läßt sich häufig vom Alters- und Beziehungskonflikt nur schwer trennen.

Im Chi-Quadrat[1] ergibt sich, daß die Patientinnen mit Identitätskonflikt hochsignifikant häufiger ihr Antikonzeptionsverhalten vom sicheren Schutz – Methode I – zu keinem Schutz – Methode IV – verändern. In allen anderen Konfliktgruppen konnte bezüglich dieses Wechselverhaltens keine signifikante oder hochsignifikante Abweichung von dem zu erwartenden Wert gefunden werden. Im Gießen-Profil unterscheidet sich die Gruppe nicht von der Restgruppe.

---

[1] Bei allen Chi-Quadrat-Berechnungen wird der K.1.-Chi-Quadrat verwendet

Zur Rolle des Mannes

Die Art und Weise, wie der Mann die gynäkologischen Beschwerden oder Ängste seiner Frau erlebt, wird den Konfliktlösungsversuch „ungewollte Schwangerschaft" der Frau mitbestimmen (s. Reaktion auf Sterilisierung). Es ist denkbar, daß vor allem bei jüngeren Männern das unausgebildete weibliche Identitätsgefühl ihnen hilft, die Angst vor der Weiblichkeit (Kastrationsangst) zu überwinden und zu ihrer Rolle als Mann zu finden. Sobald sie zu ihrer Rolle gefunden haben, verstärkt sich die Angst der um ihr Identitätsgefühl ringenden Frau. Die Konzeption könnte dann Ausdruck der überwundenen Angst der Männer sein und seitens der Frauen Abwehr der verstärkten Ängste.

Nachuntersuchung

Von 23 angeschriebenen Patientinnen antworten 18, davon senden 15 den Gießen-Test zurück. Die Beziehungssituation der 18 Patientinnen ist weitgehend unverändert. Eine Patientin wurde ungeplant schwanger und trägt aus, eine andere hat einen aktuellen Kinderwunsch.

Das Antikonzeptionsverhalten hat sich völlig verändert, alle Patientinnen schützen sich jetzt mit Methode I oder II. Ebenfalls stark verändert hat sich die Bereitschaft, die nächste ungewollte Schwangerschaft auszutragen. Nur 2 Frauen würden wieder unterbrechen lassen. 2 Frauen geben an, den Abbruch schlecht verkraftet zu haben. Die positiven Veränderungen wie das veränderte Antikonzeptionsverhalten, die im Vergleich zu den anderen Gruppen hohe Bereitschaft – mit Ausnahme der Konfliktgruppe „kritische Periode" –, die nächste ungewollte Schwangerschaft auszutragen und die positive Verarbeitung des Eingriffs lassen vermuten, daß in der Mehrzahl der Identitätskonflikt nicht

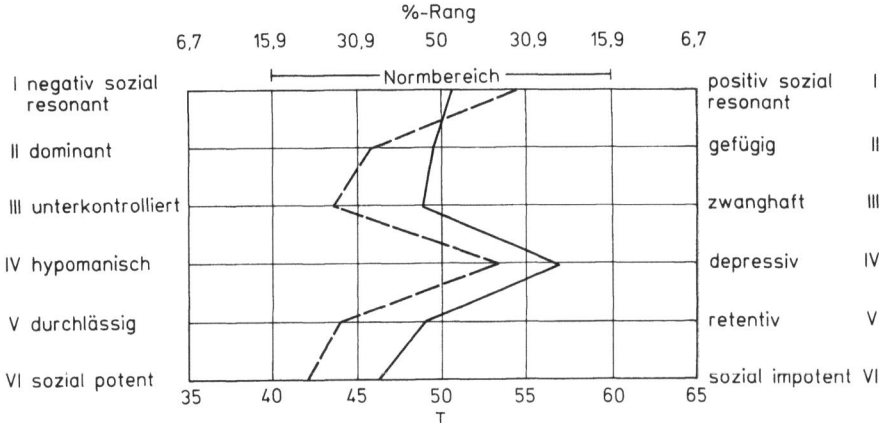

Abb. 6. Mittelwertprofile der Selbstbilder von 15 Interruptiopatientinnen mit „Identitätskonflikt" in der Erstuntersuchung (———) und in der Nachuntersuchung (– – – –). Die Unterschiede in Skala I und III sind signifikant

Ausdruck grundlegender emotionaler Prozesse ist, sondern aufgrund der einmaligen Bedeutung einer Schwangerschaft eher Reaktion auf organische Eingriffe und Beschwerden oder Ausdruck einer passageren Störung in einem
schwierigen Reifungs- und Entwicklungsabschnitt, wie es von Merz (1979) bei
Adoleszenten und von Ford et al. (1972) bei erwachsenen Frauen beschrieben
wird.

Im varianzanalytischen Vergleich Erstuntersuchung gegen Nachuntersuchung zeigen sich signifikante Unterschiede in Skala I und III (Abb. 6). Die
Patientinnen in der Nachuntersuchung erleben mehr positive Resonanz, glauben sich besser durchzusetzen und ausgelassener zu sein.

Beim varianzanalytischen Vergleich der Patientinnen mit Identitätskonflikt,
die geantwortet haben, gegen den Rest ergeben sich in der Erstuntersuchung signifikante Unterschiede in Skala I, II und III (Abb. 7). In der Nachuntersuchung hingegen zeigt sich ein signifikanter Unterschied in Skala I, d. h. die Patientinnen mit ‚Identitätskonflikt' erleben jetzt noch mehr positive Resonanz
als die anderen. Obwohl dies ein genereller Zug für das Erleben der Patientinnen in der Nachuntersuchung ist, unterscheiden sie sich dennoch signifikant,
d. h. die Schwangerschaft hat entsprechend unserer Konfliktannahme dazu beigetragen, Ängste und Befürchtungen zu beschwichtigen.

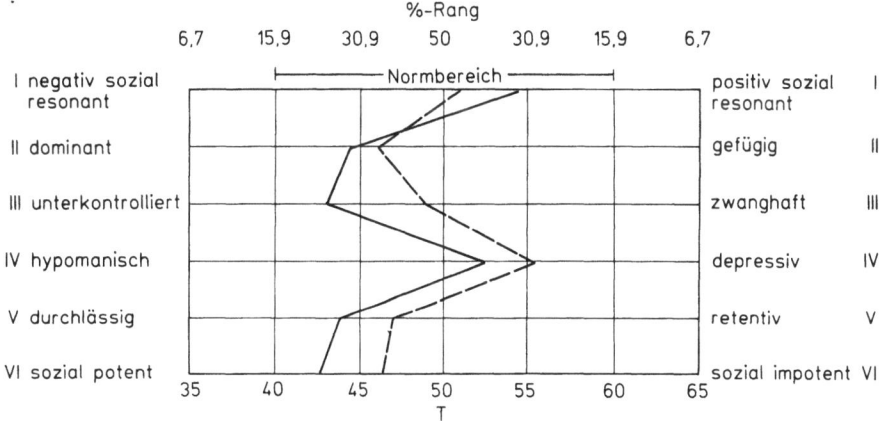

Abb. 7. Mittelwertprofile der Selbstbilder von 15 Interruptiopatientinnen mit „Identitätskonflikt" (————) sowie 91 Interruptiopatientinnen ohne „Identitätskonflikt" (-----) in der
Erstuntersuchung. Die Unterschiede in Skala I, II und III sind signifikant

Fall 148 – Identitätskonflikt

Die 22jährige ledige, burschikos auftretende Krankenschwester hat nach Abschluß der Mittle-
ren Reife mit ihrer Ausbildung begonnen und sie vor 2 Jahren abgeschlossen. Sie kam zur
Ausbildung nach Berlin und wurde dadurch von den Eltern getrennt. Sie hat eine jüngere
Schwester, ihr Verhältnis zu ihrem Vater, einem Maschinenmeister, und ihrer Mutter, einer
Chefsekretärin, bezeichnet sie als gut, aber als nicht sehr gefühlvoll. Seit 2 Jahren ist sie mit
einem Sozialarbeiter befreundet. Sie haben getrennte Wohnungen und planen, zur Zeit nicht

zu heiraten. Vor fünf Jahren – als sie 17 war und mit der Ausbildung begann – wurde ihre Regel unregelmäßig und blieb dann ganz aus, ohne daß sich eine organische Ursache dafür finden ließ. Da das Ausbleiben der Regel sie belastet, nimmt sie, obwohl ihr ärztlicherseits dazu nicht geraten wurde, seither regelmäßig vom 22. bis 25. Tag des Zyklus Gestagene, um eine Blutung auszulösen. Sie hat Angst, keine Kinder zu bekommen und schützt sich daher nicht, möchte aber auch zur Zeit keine haben. Ein Kind ist ihrer Meinung nach für sie finanziell wie von der psychischen und physischen Belastung her tragbar, aber paßt nicht in ihre augenblickliche Lebensgestaltung. Sie möchte an sich, ebenso wie ihr Partner, 2 Kinder. Die Entscheidung zum Abbruch geht primär von ihr aus. Ihre Schwangerschaft kommentiert sie mit der Bemerkung: „Es ist eigentlich schön zu wissen, daß es klappt, nur im Moment ist sie fehl am Platz." Bei Ablehnung des Antrags auf Schwangerschaftsabbruch würde sie den Abbruch illegal machen lassen. Ihre Symptomatik in Form der sekundären Amenorrhö, die auf eine weibliche Identitätsproblematik schließen läßt (Frick et al. 1983), begann mit dem Auszug aus dem Elternhaus, einer expansiven sexuellen Versuchungssituation, vor der sie sich durch dieses Symptom schützt. Sie leidet unter der Symptomatik und fühlt sich in ihrem weiblichen Identitätsgefühl und -wert betroffen. Ihr ausgesprochen burschikoses, männlich anmutendes Auftreten, was genetisch verständlich ist, verdeutlicht die Problematik. Die Schwangerschaft hat die Funktion, ihre Ängste zumindest kurzfristig zu beruhigen. Im Gießen-Profil fällt die hohe Untersteuerung (30), die Selbständigkeit zum Problem machen kann, und die hohe depressive Selbsteinschätzung (61) auf, die sie durch ihr burschikoses Verhalten äußerlich überspielt. Bei der Nachuntersuchung ist die Patientin leider postalisch nicht zu ermitteln.

Fall 153 – Identitätskonflikt

Die 37jährige Patientin, eine ehemalige Lehrerin, die seit 7 Jahren als „Bürodame" (Ausdruck der Patientin) im Geschäft des Ehemannes arbeitet, betrachtet ihre Tätigkeit offensichtlich als einen sozialen Abstieg, den sie ihrem Mann anlastet. Sie ist seit 8 Jahren mit einem selbständigen, 3 Jahre älteren Techniker verheiratet, den sie seit 19 Jahren kennt. 18 Jahre lang nahm sie die Pille, setzte sie nur ab, um ihre 2 Kinder zu bekommen, die jetzt 7 und 8 Jahre alt sind, und beide durch Kaiserschnitt entbunden werden mußten. Vor 3 Monaten hatte sie die Pille abgesetzt, weil sie meinte, daß ihre Unlustgefühle damit zusammenhängen. Seitdem schützt sie sich nach Knaus-Ogino oder mit Kondomen. Bei der jetzigen Konzeption hat sie sich ungefähr nach der Rechenregel von Knaus-Ogino gerichtet. Ein Kind wäre für sie ihrer Meinung nach finanziell und von der physischen und psychischen Belastung her tragbar. Sie gibt an, daß die Entscheidung primär von ihr ausgehe. Bei Ablehnung des Antrags auf Schwangerschaftsabbruch würde sie den Abbruch illegal machen lassen. Ihr Vater, zu dem sie ein sehr gutes Verhältnis hatte, ist vor einem Jahr bei einem Bergunfall ums Leben gekommen.

Seit 6 Jahren leidet sie unter einer Schwangerschaftshysterie, die sich im Laufe der letzten Jahre verstärkt hat. Sie schaut im Spiegel laufend ihren Bauch an und ist sich daher ganz sicher, wieder schwanger zu sein, und bekommt daraufhin phobische Angstzustände. Nichts könne sie von dieser Vorstellung, schwanger zu sein, abbringen. Vor 1,5 Jahren hat ihr der behandelnde Gynäkologe empfohlen, sich sterilisieren zu lassen, um die Schwangerschaftshysterie in den Griff zu bekommen. Sie lehnte diesen Vorschlag bisher ab, da sie mit ihrem gesunden Körper nicht in ein Krankenhaus gehen wollte. Vor 2 Monaten hat sie sich entschlossen, eine Sterilisation im Laufe des nächsten halben Jahres machen zu lassen. Die Konzeption und der Entschluß, sich wie schon länger geplant sterilisieren zu lassen, fallen zeitlich zusammen. Die Sterilisation wurde mit der Interruptio zusammen durchgeführt.

Die Schwangerschaftshysterie ist Ausdruck ihres Identitätskonflikts und bricht aus, nachdem sie beschlossen hat, keine Kinder mehr zu bekommen. Die Problematik wird durch die pausenlose Pilleneinnahme, die geplante Sterilisation und den Tod ihres Vaters verstärkt. Bei der Nachuntersuchung gibt sie glaubhaft an, den Abbruch und die Sterilisation verkraftet zu haben.

Im Gießen-Profil der Erstuntersuchung fällt die ausgeprägte negative soziale Resonanz, dem entspricht, wie sie ihre soziale Position erlebt, sowie die hohe Depressivität und Retentivität auf – bei Austragen des Kindes müßte sie zurückstecken (Abb. 8). In der Nachuntersuchung gibt es keine wesentlichen Veränderungen, lediglich die Dominanz hat zugenommen und liegt jetzt auch außerhalb des Normbereichs. Schwangerschaftsabbruch und Sterilisation haben, wie erwartet, zu keiner Veränderung der neurotischen Erlebensweise geführt.

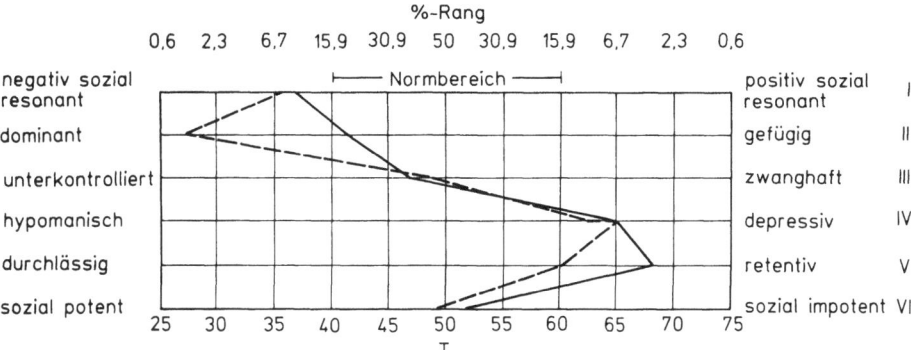

Abb. 8. Fall 153: Erstuntersuchung (————) gegen Nachuntersuchung (-----), 1. Abbruch

6.4 Eröffnungskonflikt – Schwellensituation in der Partnerschaft

Die ungewollte Schwangerschaft stellt sich hier in der Anfangsphase einer Beziehung oder kurz vor einer für die Beziehung wichtigen definitiven Entscheidung ein. Die Entscheidungssituationen bestehen unter anderem darin, daß einer der Partner eine Ehe oder längerdauernde Beziehung hinter sich hat und der offizielle und/oder der neue kurzfristig angesagte Hochzeitstermin ansteht. In der aufgrund der Struktur der betroffenen Patientinnen schwierigen Eröffnungssituation führt die Schwangerschaft und die sich daran anschließende Auseinandersetzung zu einer Beziehungsklärung, wobei die Schwangerschaft zugleich Ausdruck der Zuneigung und Demonstration der weiblichen (männlichen) Vollwertigkeit ist. Nicht zugelassene Ängste und Wünsche werden auf diese Weise zur Sprache gebracht, wie z.B.: Wie sieht unsere Zukunft aus? Kann ich mich auf dich verlassen? Wirst du zu mir stehen? Wirst du dir nicht nur nehmen, sondern mir auch etwas geben? Wie verhältst du dich in der Not? usw.

Auf der Gefühlsebene fallen zwei Verhaltensweisen auf, die eine Gruppe harmonisiert stark, die andere ist sehr bedrückt über das Verhalten des Partners. Menne u. Moersch (1980) beschreiben ebenfalls ähnliche Situationen und meinen, daß sie auf einer unbewußten Ebene den Sinn hätten, eine gemeinsame Beziehung einzufordern.

Im Gießen-Profil zeigt der niedrige Wert der Skala V, der außerhalb des Normbereichs liegt, die hohe Bereitschaft, viel preiszugeben, sich wegnehmen zu lassen, nicht nein sagen zu können. Verhaltensweisen, die zu Beginn einer Beziehung in besonderem Maße belastend und angstmobilisierend sind und die notwendigen Klärungsprozesse in partnerschaftlichen Schwellensituationen behindern (Abb. 9). Die Schwangerschaft soll diese Ungewißheit beenden und die Situation klären. Patientinnen der Berliner Unterschicht drücken die Dynamik dieser Eröffnungssituation mit der schönen Metapher „ich bin verfallen" aus. Man kann ergänzen: mit Haut und Haar, d. h. sie werden gefressen oder lassen sich fressen, sie sind dem Partner hilflos ausgeliefert. In Skala III zeigt sich ein ebenfalls hochsignifikanter Unterschied und in Skala VI ein signifikanter zur Restgruppe, d. h. daß die „ungewollte Schwangerschaft" losgelöst von der ausgeprägten Selbsteinschätzung „unterkontrolliert" auftritt. Sie muß daher mit einer auslösenden Situation in Verbindung gebracht werden. Dies zeigt, wie völlig unterschiedliche Selbsteinschätzungen zu gleichen Symptomen führen können.

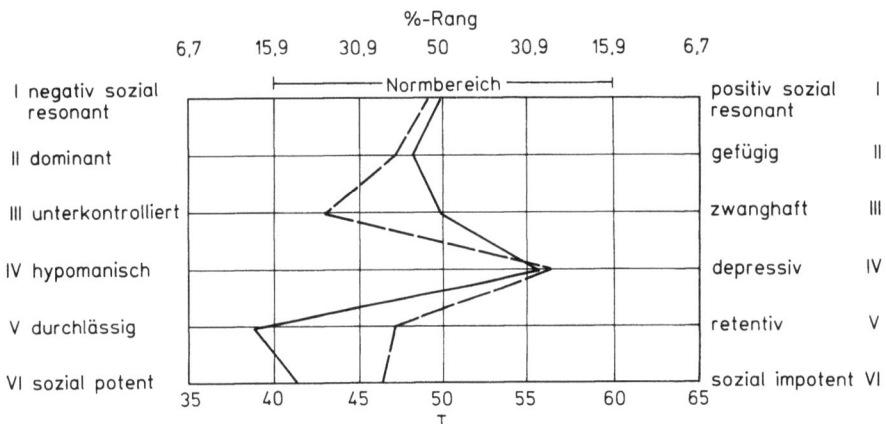

Abb. 9. Mittelwertprofile von 11 Interruptiopatientinnen mit „Eröffnungskonflikt" (————) sowie 150 Interruptiopatientinnen ohne „Eröffnungskonflikt" (-----). Die Unterschiede in Skala VI sind signifikant, in Skala III und V hochsignifikant

Zur Rolle des Mannes

Die Entfaltung des Konflikts begünstigt ein Partner, dem es schwer fällt, sich festzulegen, der sich alles offen halten will und sich nimmt, was angeboten wird, ohne sich selbst zu öffnen. Um eine den Konflikt entfaltende Atmosphäre zu gestalten, genügen bereits feine Haltungen und Einstellungen, und es bedarf keiner deutlichen partnerschaftlichen Konflikte. Die Art und Weise der Partnerwahl ist bei solch einer Betrachtung von besonderem Interesse. Es ist gut vorstellbar, daß der Frau ein Mann imponiert, der nein sagen und sich abgrenzen kann und daß umgekehrt dem Mann eine Frau imponiert, die aus dem

Vollen geben kann (muß), ohne sich laufend ängstlich abgrenzen zu müssen (können).

Nachuntersuchung

Von den 11 angeschriebenen Frauen antworten 8, davon senden 7 den Gießen-Test zurück. Eine Patientin wurde in der Zwischenzeit vom gleichen Partner gewollt schwanger. Auffallend ist, daß sich alle jetzt nach der Methode I schützen, was auch aufgrund der Selbsteinschätzung in Skala III zu erwarten war. 2 Patientinnen haben geheiratet, bei 2 weiteren gingen die Beziehungen auseinander. 2 Patientinnen würden eine erneute ungewollte Schwangerschaft in ihrer jetzigen Situation wieder abbrechen lassen, eine Patientin ist sich unschlüssig, 3 würden austragen. Die starke Beziehungsveränderung und der völlige Wechsel im Antikonzeptionsverhalten sprechen für unsere Konflikthypothese.

Im varianzanalytischen Vergleich der Patientinnen mit Eröffnungskonflikt in der Erstuntersuchung mit den Patientinnen mit Eröffnungskonflikt in der Nachuntersuchung ergeben sich keine signifikanten oder hochsignifikanten Unterschiede. In der Tendenz zeigen die Frauen in der Nachuntersuchung weniger Gefügigkeit und mehr Untersteuerung, ein situationsbedingter Effekt. Bei der Varianzanalyse zwischen den Patientinnen mit Eröffnungskonflikt gegen die restlichen Patientinnen in der Nachuntersuchung ist in Skala VI kein signifikanter Unterschied mehr, in Skala III wird aus einem hochsignifikanten Unterschied ein signifikanter und in der entscheidenden Skala V bleibt der Unterschied hochsignifikant (Abb. 10). Die Einschätzung der Skala IV - hypoma-

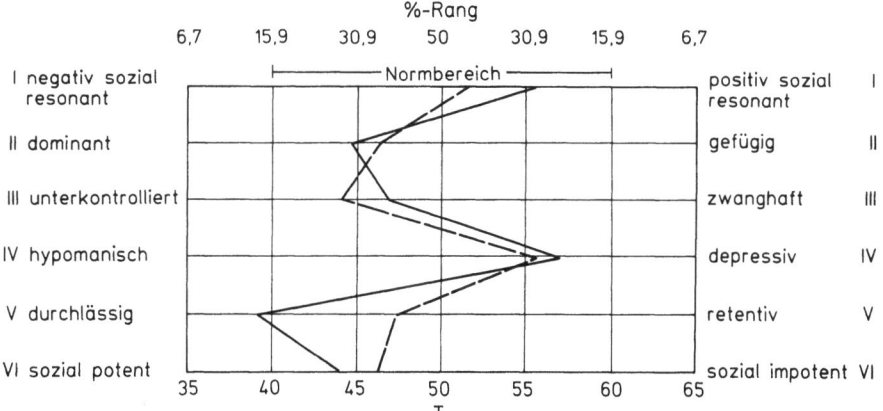

Abb. 10. Mittelwertprofile der Selbstbilder von 7 Interruptiopatientinnen mit „Eröffnungskonflikt" (———) und 99 Interruptiopatientinnen ohne „Eröffnungskonflikt" (– – – –) in der Nachuntersuchung. Der Unterschied in Skala III ist signifikant, in Skala V hochsignifikant

nisch/depressiv – bleibt unverändert, ein Hinweis dafür, daß die Interruptio die Einschätzung des depressiven Erlebens in der Hauptuntersuchung nicht bestimmt hat.

Fall 166 – Eröffnungskonflikt

Die 33jährige, ungemein freundliche und zugewandte Verkäuferin, Mutter von 3 Kindern, wurde vor 5 Jahren auf Betreiben ihres damaligen Mannes und Vaters ihrer 3 Kinder geschieden. Ihr erstes und ihr drittes Kind wurden ungeplant gezeugt, aber sofort akzeptiert. Seit 2 Monaten ist sie mit einem Heizungswart befreundet, der sich in Scheidung befindet und ein paar Tage vor ihrer Aufnahme ins Krankenhaus zu ihr gezogen ist. Er hat aus seiner Ehe einen Sohn. Die Patientin hatte sich bei der jetzigen Konzeption nicht geschützt, ohne dies begründen zu können und ohne über die Möglichkeit einer Schwangerschaft mit ihrem Partner gesprochen zu haben. Vor 7 Monaten setzte sie die Pille ab, da eine relativ lose Bekanntschaft mit ihrem Einverständnis auseinanderging. Ihre jetzige Beziehung bezeichnet sie als „irre gut". Sie würde die Schwangerschaft gerne austragen, glaubt aber, dem Partner das nicht zumuten zu können, fürchtet, daß er sich dadurch gebunden glaubt. Sie lasse Vernunft walten, obwohl das weh tue. Sie hat mit ihm über ihre Annahmen nicht gesprochen. Von der finanziellen, psychischen und physischen Belastung her wäre ein weiteres Kind ihrer Meinung nach tragbar. Eine Sterilisation würde sie machen lassen, aber ihr Partner ist merkwürdigerweise dagegen. Bei Ablehnung des Antrags auf Schwangerschaftsunterbrechung würde sie die Schwangerschaft austragen. Vielleicht hat sie auf eine Ablehnung gehofft, denn sie befindet sich bereits in der 12. oder 13. Schwangerschaftswoche.

Bei der Nachuntersuchung ist die Patientin völlig aufgelöst und beschreibt ihre Stimmung mit Weltuntergang. Der Freund hat sie sang- und klanglos verlassen. Es gab nie einen Streit, sie verstanden sich immer gut. Was sie besonders beunruhigt, ist, daß ihr ehemaliger Ehemann sie auch so wortlos verlassen hat. Sie könne eine solche Beziehung nicht noch einmal eingehen, sie habe ihr gesamtes Vertrauen in die Beziehung gesetzt und verloren. Sie habe sich fest vorgenommen, nicht noch einmal so nett zu einem Mann zu sein, das wäre vielleicht eine Ursache für die Trennung, so komisch das klingen möge. Dem Mann wurde bei so viel Aufopferungsbereitschaft, nachdem er zuerst nahm, was er kriegen konnte, wahrscheinlich angst und bange, weil mit dieser Haltung Anforderungen an ihn verbunden waren, auch zu viel von sich preiszugeben, Anforderungen, denen er aufgrund seiner Retentivität nicht nachkommen konnte. Auseinandersetzungen waren u. a. deshalb nicht möglich, weil die Patientin mit ihrer Nachgiebigkeit keinen Anlaß gab, ihn dadurch beschämte und Schuldgefühle hervorrief. Der Freund hat jetzt eine Partnerin, die 15 Jahre jünger ist als er. Den Eingriff hat die Patientin

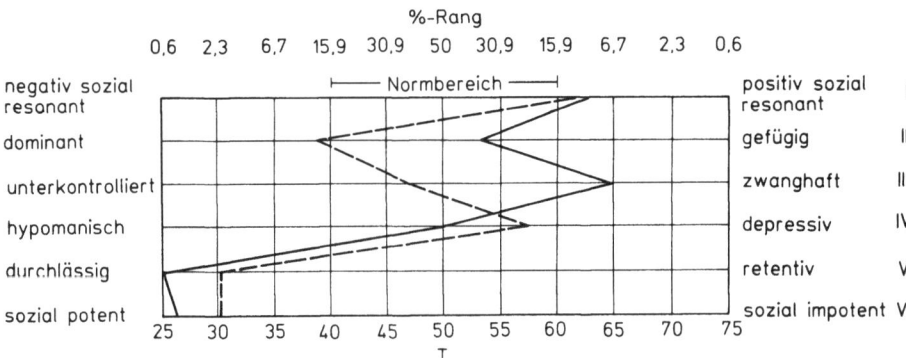

Abb. 11. Fall 166: „Eröffnungskonflikt". Erstuntersuchung (————) gegen Nachuntersuchung (– – – –), 1. Abbruch

schlecht verkraftet, es kommt ihr immer wieder hoch, wenn sie ein kleines Kind sieht. Sie schützt sich jetzt mit der Pille, da sie eine lockere Bekanntschaft hat.

Solange sie eine lockere Beziehung hat, schützt sie sich mit der Pille, sobald sie an der Beziehung interessiert oder die Beziehung bedroht ist, schützt sie sich nicht mehr. So hat sie ihr drittes Kind bekommen, kurz bevor sie ihr Mann ohne Angabe von Gründen verließ. Damals hatte sie die Einnahme der Pille vergessen. Die Schwangerschaft, die auch als Liebesbeweis verstanden werden kann, hat, bedingt durch die neurotische Struktur, die Funktion der Beziehungsklärung, die sich schmerzlich für die Patientin einstellt. Ihre neurotische Durchlässigkeit zeigt sich im Gießen-Profil (Abb. 11).

6.5 Lebenswichtige Entscheidungen – Schwellensituationen

Beruflich gesehen stellt sich für die meist jüngeren Frauen die Schwangerschaft in einem besonders ungünstigen Moment ein, kurz vor dem Ende des Examens oder der Lehre oder sonstiger wichtiger beruflicher Entscheidungen. Die Patientinnen fordern den Abbruch mit viel Nachdruck und zeigen nur ein geringes Konfliktverständnis. Der unbewußte Konflikt besteht zwischen der Übernahme von Verantwortung und regressiven Bedürfnissen. Dieser Konflikt bleibt wohl verborgen unter der aktuellen mißlichen Situation. Zu dieser Gruppe gehören Frauen, die mit einem Partner zusammenleben, der dazu neigt, ihnen im Lebenskampf die alleinige Verantwortung aufzubürden, z. B. durch provozierte Arbeitslosigkeit.

Für diese Patientinnen stellen, wie beschrieben, solche Schwellensituationen – die Übernahme von Verantwortung und/oder die Angst vor Enttäuschung – eine besonders angstmobilisierende Versagungssituation dar, die zur Flucht in die Regression führt. Die Schwangerschaft und das damit verbundene Erleben der weiblichen Vollwertigkeit trägt kurzfristig dazu bei, das ange-

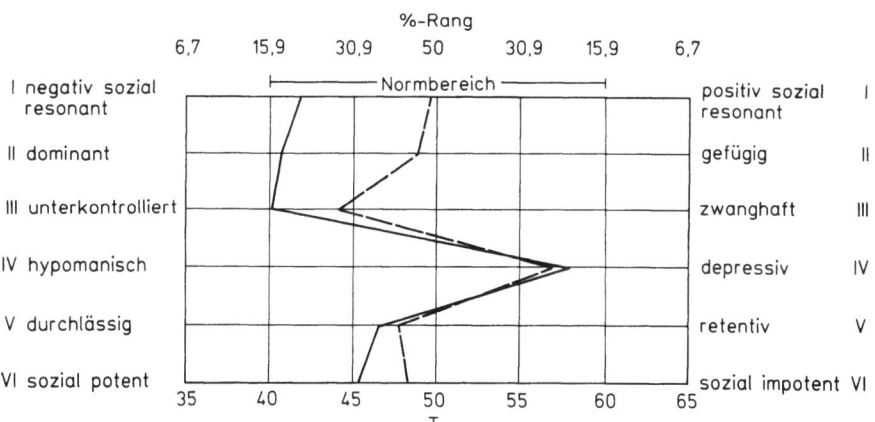

Abb. 12. Mittelwertprofile von 15 Interruptiopatientinnen mit Konflikttyp „Schwellensituation" (————) sowie 146 Interruptiopatientinnen ohne Konflikttyp „Schwellensituation" (- - - - -). Die Unterschiede in Skala I und II sind hochsignifikant, in Skala III signifikant

schlagen, weil die Verantwortung nicht übernommen werden kann – zu stärken. Zugleich ist die Schwangerschaft ein Appell an den Partner, mehr Verantwortung zu übernehmen.

Im Gießen-Profil wird das Ausmaß der Störung deutlich, die Werte der Skala I, II und III liegen an der Normbereichsgrenze (Abb. 12). Die geringe soziale Resonanz gibt die enttäuschenden Lebenserfahrungen der Patientinnen wieder, nicht geliebt und geschätzt zu sein, Erfahrungen, die die Bewältigung von neuen Situationen erheblich erschweren. Das hohe Maß an negativer sozialer Resonanz und Untersteuerung sowie Dominanz verdeutlicht die realen Schwierigkeiten, die solche Patientinnen haben, verantwortlich neue Situationen zu meistern. Voraussetzungen dafür sind Übersicht und Anpassungsfähigkeit sowie positive soziale Resonanz, Merkmale, die die Patientinnen bei sich nur sehr schwach ausgeprägt erleben.

Zur Rolle des Mannes

Am Extremfall der provozierten Arbeitslosigkeit läßt sich die Rolle des Mannes zeigen. Die realen Schwierigkeiten und Ängste, die die Patientin aufgrund der Struktur (Struktur verstanden als die Organisationsform erworbener Erfahrungen) hat, werden durch das Verhalten des Partners provoziert und verstärkt, denn der Partner nimmt alles, was er kriegen kann, ohne selbst Verantwortung zu tragen.

Nachuntersuchung

Von 14 angeschriebenen Patientinnen antworten 10, davon senden 7 den Gießen-Test S zurück, 9 haben die eruierte Schwellensituation in positivem Sinne überwunden. Keine Patientin wurde in der Zwischenzeit schwanger. Das Antikonzeptionsverhalten hat sich völlig verändert, nur eine Patientin praktiziert die Methode III und würde bei einer erneuten ungewollten Schwangerschaft wieder unterbrechen lassen. Sie orientiert sich mehr oder weniger nach Knaus-Ogino und gibt an, es ansonsten im Gefühl zu haben. Insgesamt würden 5 die nächste ungewollte Schwangerschaft austragen, 2 sind sich unschlüssig und eine Patientin hat zur Zeit einen Kinderwunsch. In 7 Fällen besteht die alte Beziehung mit dem Partner weiter, 2 haben einen Partnerwechsel vorgenommen und eine Patientin hat sich getrennt und lebt jetzt allein.

Beim varianzanalytischen Vergleich der Gießen-Profile der Patientinnen mit Schwellensituation in der Nachuntersuchung mit den Patientinnen mit Schwellensituation in der Erstuntersuchung zeigt sich nur ein signifikanter Unterschied auf dem 2,07-%-Niveau in Skala II (Abb. 13). Die Patientinnen erleben sich als erheblich weniger dominant als bei der Interruptio. Die damalige Schwellensituation ist in den meisten Fällen überwunden, die Patientinnen müssen sich nicht mehr so stark abgrenzen, haben nicht mehr so viel Angst vor ihren Gefügigkeitsimpulsen, entsprechend können sie mehr Depressivität zeigen, was sich an der leichten Zunahme in Skala IV deutlich macht.

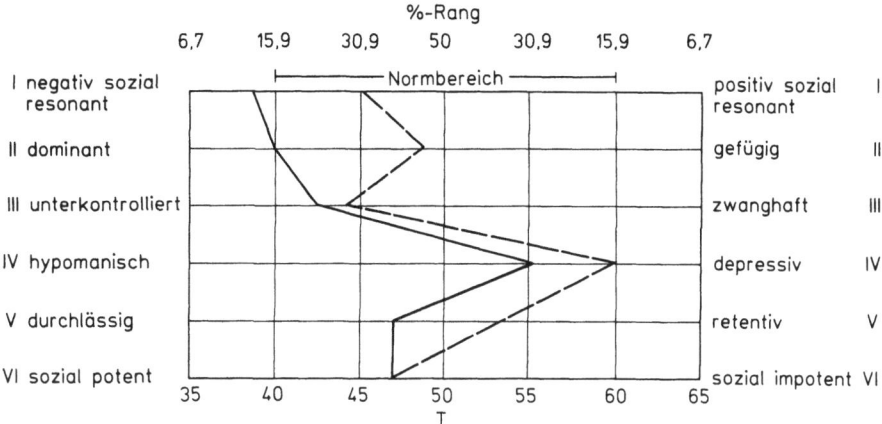

Abb. 13. Mittelwertprofile der Selbstbilder von 7 Interruptiopatientinnen mit Konflikttyp „Schwellensituation" in der Erstuntersuchung (————) und in der Nachuntersuchung (- - - - -). Der Unterschied in Skala II ist signifikant

Bei einem Vergleich der Patientinnen mit Schwellensituation mit den übrigen in der Nachuntersuchung ergibt sich kein signifikanter oder hochsignifikanter Unterschied mehr. Das Verschwinden der Abweichungen in der Nachuntersuchung unterstreicht die Bedeutung der damaligen Schwellensituation und dem seither stattgefundenen Klärungsprozeß.

Fall 139 – Schwellensituation, Ablösung

Die 23jährige Studentin der Medizin, einziges Kind eines Arztes, steht 2 Monate vor dem Physikum. Seit 18 Monaten ist sie mit einem 11 Jahre älteren, gleichsemestrigen Medizinstudenten befreundet, der zuerst Schlosser gelernt und dann über die Abendschule das Abitur nachgemacht hat. Er ist mit einer Lehrerin verheiratet, von der er sich nach 8jähriger, kinderloser Ehe getrennt hat, und will demnächst die Scheidung beantragen. Vor 5 Monaten setzte die Patientin nach 3jähriger Einnahme die Pille ab, die bei ihr Sehstörungen und Kopfschmerzen verursachte. Danach schützte sie sich nur noch sporadisch mit Präservativen oder nach Knaus. Zur gleichen Zeit zog sie bei ihren Eltern aus und nahm sich zusammen mit dem Freund eine Wohnung. Das geplante Einlegen einer Spirale hat sie immer wieder verschoben. Die Eltern, zu denen ihr Freund ein sehr gutes Verhältnis hat, akzeptieren ihren Partner und sind mit dem Auszug einverstanden. Sie überlegt, ob sie die Schwangerschaft für die Eltern austragen soll, glaubt aber, einem Kind psychisch und physisch nicht gewachsen zu sein. Bei Ablehnung des Antrages auf Schwangerschaftsunterbrechung würde sie das Kind austragen wollen. Sie gibt an, daß die Entscheidung für den Abbruch primär von ihrem Partner ausgehe. Ihre Eltern hätten gern mehr Kinder gehabt, aber aus ungeklärten Gründen keine bekommen, worunter sie sehr gelitten haben. Das Physikum belastet sie sehr, da sie nicht gut pauken kann im Gegensatz zu ihrem Freund und das Studium eigentlich ihrem Vater zuliebe betreibt. Bei der Nachuntersuchung gibt sie an, daß sie sich über den Eingriff wohl nie hinwegsetzen können werde. Nach der Interruptio hat sie sich 3 Monate mit Präservativen oder Patentex geschützt und jeden Tag Angst gehabt, daß sie wieder schwanger wird. Nach dem Eingriff kam es zu unklaren Unterleibsentzündungen und Blutungen. Schließlich wird sie an einer Zyste operiert. Danach nimmt sie ohne Pause die Pille. Die Beziehung besteht noch und sei gut.

Beide haben das Physikum bestanden, und der Freund hat die Scheidung von seiner Frau beantragt. Die nächste ungewollte Schwangerschaft würde sie auf jeden Fall austragen.

Im Gießen-Profil sehen wir die übliche Abnahme der Dominanz und eine ungewöhnliche Zunahme des Depressivitätswertes. Die Schwangerschaft, die sie an sich gerne ausgetragen hätte, wenn sie von ihrem Freund unterstützt worden wäre, ist im Zusammenhang mit der beruflichen - bevorstehendes Physikum - und partnerschaftlichen - gemeinsame Wohnung, geplante Scheidungsbeantragung - Schwellensituation zu sehen sowie mit den Lösungsversuchen von den Eltern. Die Aufgabe eines sicheren Schutzes fällt mit dem Auszug aus dem Elternhaus zusammen. Die Belastung und die negative Verarbeitung des Eingriffs, die in der ambivalenten Einstellung und den ungelösten Konflikten begründet ist, gibt der hohe Depressivitätswert wieder (Abb. 14). Die Patientin steht jetzt vor der nächsten beruflichen Schwelle, dem Staatsexamen, und dem Eintritt ins Berufsleben. Der Freund hat, ohne sich sehr zu beeilen, die Scheidung beantragt, aber die partnerschaftliche Zukunft ist ungewiß, wobei sie die Haltung des Freundes doch etwas enttäuscht hat. Bei der Ursache für die ungewollte Schwangerschaft muß auch die Rivalität zur Ehefrau des Freundes in Betracht gezogen werden, die trotz 8jähriger Ehe nicht schwanger wurde.

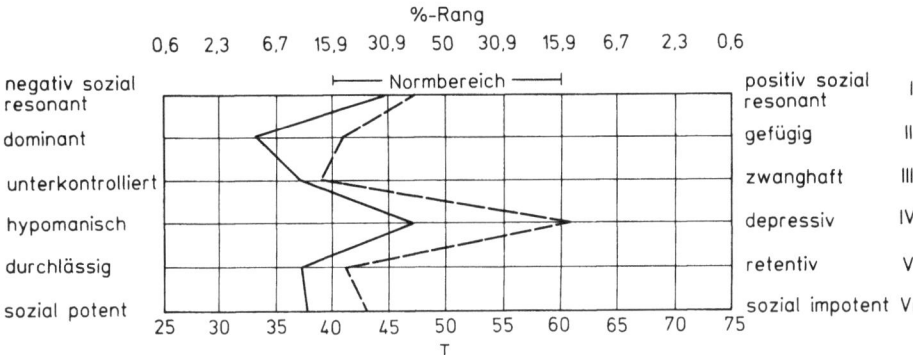

Abb. 14. Fall 139: Berufliche und partnerschaftliche Schwellensituation Loslösung. Erstuntersuchung (———) gegen Nachuntersuchung (- - - - -)

6.6 Trennungskonflikt

Die Patientinnengruppe wird von der Partnerschaft her gesehen in einem denkbar ungünstigen Moment schwanger, denn ihre Beziehung ist in Auflösung begriffen oder zur Zeit besonders problematisch. Neben der ungünstigen Partnersituation fällt der Wechsel im Antikonzeptionsverhalten auf oder daß jahrelang ungeschützt sexueller Kontakt bestand, ohne daß sich eine Schwangerschaft einstellte. Der Wechsel im Antikonzeptionsverhalten wird meist mit einer Pillenpause begründet oder mit der Trennung, die eine Einnahme der Pille überflüssig gemacht habe.

Die Patientinnen sind oft voller Vorwürfe gegenüber ihrem Partner, ohne daß ein Interesse an einer Fortsetzung der Partnerschaft deutlich wird. Sie machen ihm Schuldgefühle, indem sie ihm zeigen, wie schlecht er ist, da sie jetzt alles allein ausbaden müssen. Sie entwerten ihn und erleichtern sich dadurch emotional die Trennung. Die Vorwürfe sind zugleich Ausdruck der eigenen

Schuldgefühle. In einigen Fällen entstand der Eindruck, daß dem Partner nach dem Motto „mein Bauch gehört mir" und „den Sohn hätte ich dir schenken können" aus Rache seine Hilflosigkeit demonstriert werden sollte. Zugleich ist die Schwangerschaft der Schlußstrich unter der Beziehung, denn daran zerbricht die Beziehung endgültig. Weiterhin zeigen die Patientinnen durch ihre Schwangerschaft sowohl sich selbst als auch ihren Partnern, daß sie vollwertige Frauen sind. Die Schwangerschaft hat eine die Beziehung klärende Funktion. Die Schwangerschaft hat daher nicht das Ziel, eine Trennung zu verhindern, sondern trägt dazu bei, die Trennung endgültig abzuschließen und hilft, sie emotional durchzustehen. Die Bewältigung der Trennung wird gefördert durch die Bedeutung des Schwangerseins, denn Schwangersein heißt: Ich bin nicht allein, ich bin ganz eng verbunden mit einem neuen Wesen. Dies geht einher mit intensiven Gefühlen der Geborgenheit und der Verbundenheit.

Zur Interaktion von Mann und Frau

In dieser Gruppe gibt es Fälle, bei denen der interaktionelle Aspekt besonders deutlich wird. Ein zur Zeit der 2jährigen Beziehung impotenter Mann kommt 6 Wochen nach vollzogener Trennung nochmals vorbei, um sein letztes Hemd abzuholen. Dabei kommt es zum ersten erfolgreichen sexuellen Kontakt. Damit demonstriert der Mann seine mit Aggressivität verbundene Vollwertigkeit und erleichtert sich die Trennung sowohl emotional als auch von seinem Selbstwertgefühl her. Umgekehrt zeigt die Frau, daß sie eine begehrte Frau ist und auch in der Lage ist zu konzipieren.

Weiterhin gehören in diese Gruppe Patientinnen, die angeben, eine besonders gute Beziehung zu haben und jetzt durch ein verändertes Empfängnisverhalten auffallen. Sie haben jahrelang eine zuverlässige Verhütungsmethode praktiziert oder sich überhaupt nicht geschützt. Ihr Verhalten war bei der jetzigen Konzeption unverändert. In mehreren Fällen hatten die Patientinnen nur einmal sexuellen Kontakt am ersten oder zweiten Tag nach Beendigung der Monatsblutung. Die genaue Betrachtung der auslösenden Situation zeigt, daß es sich dabei für die Frau um eine sexuell expansive Versuchssituation handelt. Die Realisierung der Versuchung verhindern sie gemeinsam durch die Schwangerschaft. Die Schwangerschaft hat für die Frau wie für den Mann die Funktion, die Beziehung vorläufig zu retten. Der Anteil der Frau besteht in der vorzeitigen Konzeption, der Anteil des Mannes vielleicht in der Produktion eines vollwertigen Spermas, vielleicht in der Gestaltung einer konzeptionsgünstigen sexuellen Atmosphäre und/oder in einer zunehmenden rigiden Unterdrückung der expansiven Impulse seiner Partnerin, um damit die Voraussetzung für die auslösende Situation zu schaffen. Die Bedrohung ihrer Beziehung, die sich in der sexuellen expansiven Versuchungssituation ausdrückt, können die Betroffenen bewußt noch nicht zulassen. Die hohe Trennungsquote (s. Nachuntersuchung) bestätigt diese Vermutung. Die Paare treffen die Entscheidung zum Abbruch gemeinsam, obwohl häufig Kinderwunsch besteht. Als Begründung geben sie meist an, daß sie zur Zeit andere Pläne haben.

Nachuntersuchung

Von 26 angeschriebenen Frauen antworten 19, davon senden 17 den Gießen-Test S zurück. Eine lehnt schriftlich ihre Teilnahme ab. Davon haben 7 zur Zeit der Erstuntersuchung keine feste Beziehung mehr. Keine dieser Beziehungen, die im Zusammenhang mit der Schwangerschaft auseinandergehen, wurde wieder erneuert. 2 Frauen haben seither eine feste Beziehung aufgebaut. Die Nichtantwortquote ist in dieser Gruppe hoch, ein Hinweis auf die Intensität der zugrunde liegenden Konflikte. Entsprechend hoch sind auch die Veränderungen der Beziehungssituation, 7 haben ihre Partnerschaft aufgegeben, davon leben jetzt 5 allein. Von diesen 7 geben 6 bei der Interruptio ihre damalige Beziehung als gut bis sehr gut an. Dies erhärtet den Verdacht, daß diese Frauen sich bei Konzeption in einer sexuell expansiven Versuchungssituation befanden und die Schwangerschaft die Funktion hat, dieser Versuchung kurzfristig zu entgehen und die Beziehung zu klären (s. Fallbeispiel 134). 2 der 7 Frauen, die zur Zeit der Erstuntersuchung ohne festen Partner waren, haben jetzt eine Beziehung aufgebaut. Eine Patientin wird in der Zwischenzeit ungeplant schwanger als Folge einer kurzfristigen Bekanntschaft. Sie drückt ihr Verhalten in folgender Metapher aus: „Wenn's klingelt, dann klingelt's". Das Antikonzeptionsverhalten hat sich nur mäßig verbessert, 8 schützen sich nach Methode I, 4 praktizieren nach wie vor Methode III oder IV. Davon würden 3 die erneute ungewollte Schwangerschaft wieder unterbrechen lassen. Insgesamt 12 Patientinnen würden die nächste ungewollte Schwangerschaft austragen. 3 Frauen haben seit der Interruptio keine sexuellen Kontakte. Beim Vergleich der Patientinnen mit Trennungskonflikt gegenüber dem Rest in der Erstuntersuchung ergibt sich ein signifikanter Unterschied in Skala III, V und VI und ein hochsignifikanter in Skala IV (Abb. 15). In der Nachuntersuchung bestehen die Un-

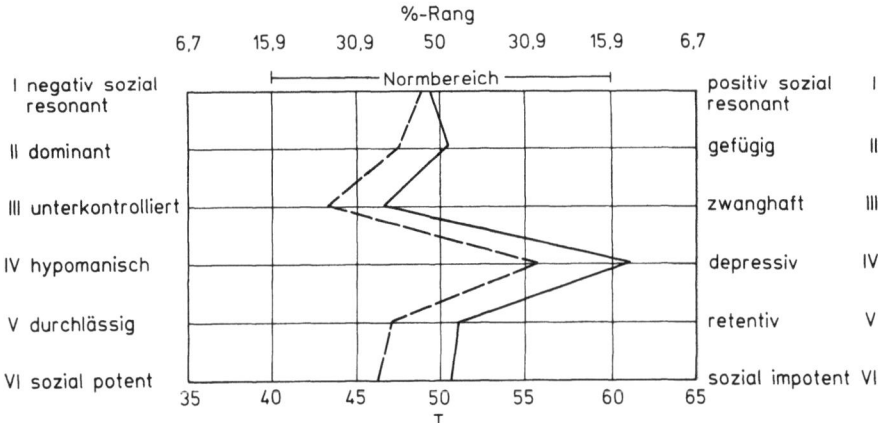

Abb. 15. Mittelwertprofile von 26 Interruptiopatientinnen mit „Trennungskonflikt" (————) sowie 136 Interruptiopatientinnen ohne „Trennungskonflikt" (– – – –) in der Erstuntersuchung. Die Unterschiede in Skala III, V und VI sind signifikant, in Skala IV hochsignifikant

terschiede nicht mehr, wodurch die Bedeutung der damaligen Trennungssituation betont wird sowie die seither stattgefundene innere Auseinandersetzung.
Dafür gibt es jetzt einen signifikanten Unterschied in Skala I, der in der Erstuntersuchung nicht besteht. Danach erleben andere Patientinnen nach der
überstandenen Interruptio erheblich mehr positive soziale Resonanz. Dies wird
damit zusammenhängen, daß der Trennungskonflikt vor allem bei Patientinnen
mit mehreren Abbrüchen vorkommt.

Im varianzanalytischen Vergleich Erstuntersuchung gegen Nachuntersuchung ist der Unterschied in Skala II und IV signifikant (Abb. 16). Die Abnahme des Depressivitätserlebens verdeutlicht die Problematik der damaligen
Trennungssituation. Damit zusammenhängen dürfte die starke Zunahme des
Dominanzerlebens, deren geringer Wert durch die damalige Abhängigkeit in
der Anamnesesituation bedingt sein wird.

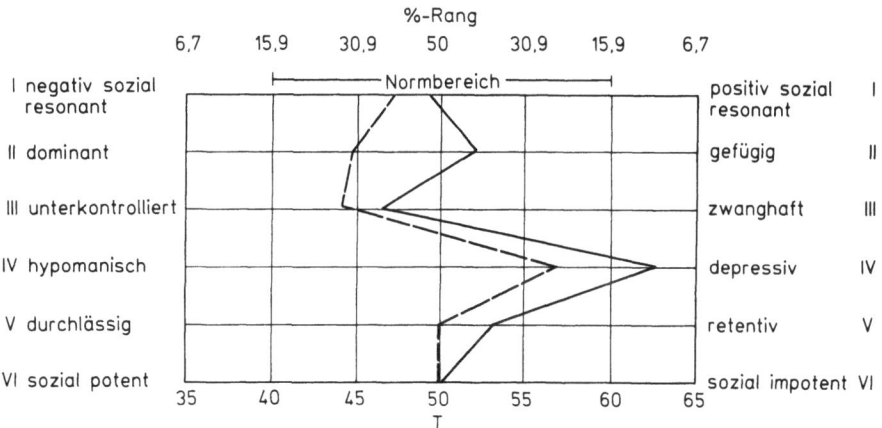

Abb. 16. Mittelwertprofile der Selbstbilder von 17 Interruptiopatientinnen mit „Trennungskonflikt" in der Erstuntersuchung (————) und in der Nachuntersuchung (-----). Die Unterschiede in Skala II und IV sind signifikant

Fall 121 – Trennungskonflikt

Die 25jährige Sekretärin schützte sich von ihrem 16. bis zum 21. Lebensjahr mit der Pille, danach 3 Jahre mit der Spirale, die ihr vor 5 Monaten entfernt wurde. Seither schützt sie sich
überhaupt nicht mehr. Sie ist seit 3 Jahren mit einem Mann befreundet, der immer wieder eine
neue Tätigkeit beginnt, sie kurz danach wieder aufgibt und dazu neigt, die Patientin finanziell
für sich sorgen zu lassen. Die Beziehung war seit längerem problematisch, so wollten sie sich
bereits kurz vor Entfernung der Spirale trennen, entschlossen sich aber 3 Monate nach Entfernung der Spirale nur für eine vorübergehende räumliche Trennung. Sie konzipiert sofort nach
Auszug ihres Partners und erlebt seine ablehnende Haltung zur Schwangerschaft als sehr ent-
täuschend. Durch diese Haltung ist für sie die Beziehung endgültig kaputt. Ein Kind ist für sie
ihrer Meinung nach finanziell, psychisch und physisch tragbar. Sie würde bei Ablehnung des
Antrags auf Schwangerschaftsunterbrechung den Abbruch in Holland machen lassen. Sie verdient netto 1.700,-- DM, hat eine 2 Zimmerwohnung, für die sie warm 800,-- DM entrichten

muß. Die Eltern würden sie vorbehaltlos unterstützen, der Vater ist sogar ausdrücklich gegen den Abbruch, und für die Mutter gibt es nichts Schöneres als ein Enkelkind.

In der Nachuntersuchung teilte sie voller Freude mit, daß sie wieder schwanger ist und in 2 Monaten niederkommt. Nach dem Eingriff, den sie angibt, gut verkraftet zu haben, hat sie als Reaktion auf die Interruptio das Bedürfnis, schwanger zu werden, lehnt daher alle Mittel ab und läßt es darauf ankommen, was sie mit folgenden Worten ausdrückt: „Wenn's klingelt, dann klingelt's".

Sie ist jetzt schwanger infolge einer zufälligen Bekanntschaft, von einem Mann, an dem sie nicht weiter interessiert ist. Die alte Beziehung blieb auseinander.

Solange die Beziehung einigermaßen fest ist, schützt sie sich nach einer sicheren Methode. Wenn die Trennung ansteht, eine Situation, in der ein sicherer Schutz angebracht wäre, gibt sie den Schutz auf und konzipiert zu der Zeit, als der Freund auszieht. Die ungewollte Schwangerschaft beendet den qualvollen Trennungsprozeß und hilft der Patientin zugleich, die Trennung emotional durchzustehen, was ihr aber nur ungenügend gelingt, worauf aus der Reaktion auf die Interruptio in Form der erneuten Schwangerschaft zu schließen ist.

Im Gießen-Profil sehen wir in der Nachuntersuchung eine starke Zunahme der Dominanz und eine starke Abnahme der Depressivität und Durchlässigkeit, Veränderungen, die im Zusammenhang mit der jetzigen Schwangerschaft verständlich sind (Abb. 17).

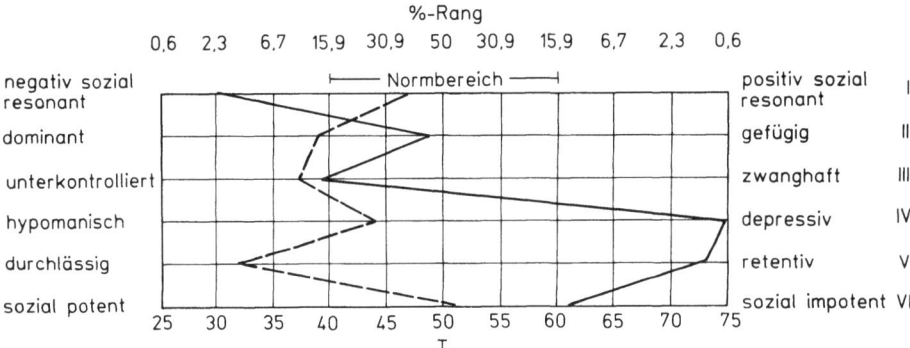

Abb. 17. Fall 121: „Trennungskonflikt". Erstuntersuchung (———) gegen Nachuntersuchung (- - - - -), 1. Abbruch

Fall 134 – Trennungskonflikt – Wechsel in der Konzeptionsfähigkeit/-bereitschaft

Die 29jährige Kontoristin ist seit 6 Jahren mit einem Bauhandwerker verheiratet. Sie kommen beide aus der DDR und sind seit 10 Jahren befreundet. Ihre Eltern haben sich nach 22 Ehejahren scheiden lassen. Seither versteht sie sich nicht mehr als das Kind ihres Vaters. Sein Vater ist im Krieg gefallen, und er wuchs zusammen mit 5 Geschwistern in sehr armen Verhältnissen auf.

Bereits 1974/75 hat sie ein halbes Jahr lang die Pille genommen, danach keinerlei Schutz mehr praktiziert, ohne dies begründen zu können. Ein Kinderwunsch lag nicht vor. Zu einem späteren Zeitpunkt möchte sie wie ihr Mann ein Kind haben. Der Mann hatte politische Schwierigkeiten in der DDR, wurde wegen versuchter Republikflucht eingesperrt. Vor 5 Jahren konnten sie endlich die DDR verlassen. Beide fanden schnell Arbeit. Sie arbeitete als

Kontoristin, saß dabei völlig allein in einem Raum, hatte keinen Kontakt zu Mitarbeitern. Der tägliche Anfahrtsweg zu der in einem Außenbezirk gelegenen Arbeitsstätte betrug über eine Stunde. Der Ehemann arbeitete auf dem Bau, verdiente gut, so daß viele Träume in Erfüllung gingen. 2 Jahre nach Verlassen der DDR erlitt der Mann ein Schädeltrauma infolge eines Arbeitsunfalles. Er war 2 Jahre lang krank geschrieben und konnte danach seinen alten Beruf nicht mehr ausüben, da ein Krampfleiden zurückblieb. Vor 2 Monaten begann er mit einer Umschulung. Zur gleichen Zeit wechselte die Patientin ihre Arbeitsstätte auf Anraten des Ehemannes. Sie ist nun als Buchhalterin in einer Firma direkt am Ku'Damm tätig und sitzt mit vielen lustigen Kollegen zusammen in einem Raum. Sie ist mit der Arbeit sehr zufrieden. Am 2. Tag nach Aufnahme ihrer neuen Arbeit hat sie mit ihrem Mann das einzige Mal in diesem Zyklus sexuellen Kontakt und konzipiert, obwohl es erst der erste Tag nach Beendigung der Monatsblutung ist und mit einer Schwangerschaft angesichts des bisherigen Konzeptionsverhaltens auch nicht zu rechnen ist. Sie ist sprachlos und kann sich die Konzeption nicht erklären. Zur Zeit der Interruptio befindet sie sich in der 10. Woche. Ihre Beziehung bezeichnet sie als gut. Ihr Mann ist ihr erster Sexualpartner. Bei Ablehnung des Antrags auf Schwangerschaftsunterbrechung würde sie die Schwangerschaft austragen. Finanziell ist zur Zeit ihrer Meinung nach ein Kind nicht tragbar, aber von der psychischen und physischen Belastung her. Die Entscheidung gehe von ihnen beiden aus.

Aus psychodynamischer Sicht befindet sich die Patientin in einer sexuell expansiven Versuchungssituation. Ihre Wünsche und Hoffnungen, die an den Westen gebunden sind, scheinen in Erfüllung zu gehen, werden aber durch den furchtbaren Unfall ihres Mannes beendet, der seither mehr oder weniger pflegebedürftig ist. Der Arbeitsplatzwechsel bringt sie in direkte sexuelle Versuchung, die sie aber nicht zulassen kann und abwehren muß. In dieser Situation wird sie schwanger, um ihre Expansivität zu binden. Daß sie sich nicht zum Austragen entscheiden kann, zeigt, wie ausgeprägt ihre Lösungstendenzen sind. Ihre Beziehung gibt sie als gut an. Bei der Nachuntersuchung bestätigt sich die Einschätzung über die Konfliktsituation und Trennungssituation. Der Ehemann hat in der Zwischenzeit ein Verhältnis mit einer Verwandten seiner Frau, da er mit ihrer sexuellen Verklemmtheit nicht zufrieden gewesen sei. Die Verwandte habe die Eheleben zerstört, sie habe furchtbare Monate hinter sich und begebe sich jetzt in psychotherapeutische Behandlung, um ihre Probleme endlich anzugehen. Der Mann möchte seit Monaten unbedingt wieder zu seiner Frau zurück, aber sie bleibt hart und will jetzt lieber allein leben. Jetzt eröffnet sie mir, daß sie über die Schwangerschaft an sich glücklich gewesen sei und den Eingriff nur schwer verkraftet habe. Wenn sie jetzt wieder schwanger werden würde, würde sie die Schwangerschaft auf jeden Fall austragen. Diese Mitteilung bestätigt die Annahme des Trennungskonflikts. Sie hätte gern ein Kind, aber nicht von ihrem Mann, weil somit die Trennung erschwert gewesen wäre.

Es ist zu überlegen, ob die Patientin nicht an den Ehemann ihre Weglaufimpulse delegiert, indem sie sich sexuell verklemmt gibt und nichts tut, um die sexuelle Problematik anzugehen. Dafür spricht, daß sie einer Rückkehr ihres Ehemannes auf keinen Fall zustimmen wird, trotz

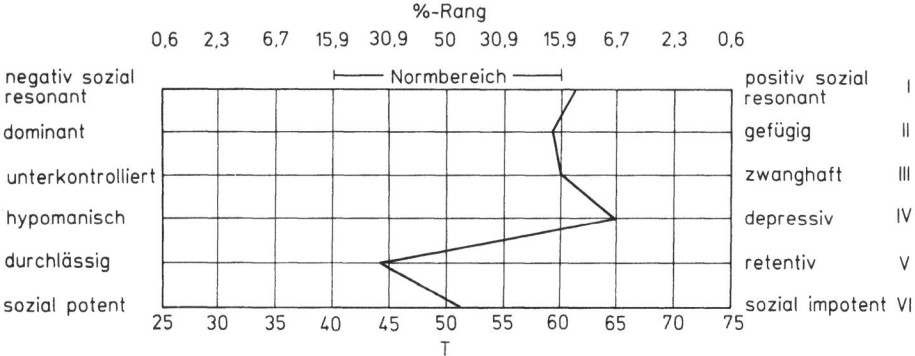

Abb. 18. Fall 134: „Trennungskonflikt". Erstuntersuchung (————), 1. Abbruch

all seiner Reueschwüre. Die Schwangerschaft wird vergebens für die Rettung der Beziehung und zur Unterdrückung ihrer Weglaufimpulse geopfert. Das Opfer hat den Erfolg, daß es zur Klärung der Beziehung und zu einer Auseinandersetzung mit ihren Problemen beiträgt. Im Gießen-Profil der Erstuntersuchung sehen wir eine Patientin, die viel positive soziale Resonanz erfährt und sich als gefügig, zwanghaft und depressiv erlebt (Abb. 18). Die Depressivität ist bei der in der Nachuntersuchung deutlich werdenden ambivalenten Einstellung gegenüber dem Abbruch verständlich. Den Gießen-Test der Nachuntersuchung schickt sie nicht zurück.

6.7 Reaktion auf vollzogene Trennung

Die Frauen haben innerhalb des letzten halben Jahres eine schmerzhafte Trennung einer längeren festen Beziehung durchgemacht. Sie suchen sich plötzlich, mehr oder weniger wahllos, eine kurzfristige sexuelle Bekanntschaft, meist mit einem sozial weit unter ihnen stehenden Partner, und achten dabei nicht auf den Antikonzeptionsschutz. Dieses Verhalten steht im krassen Gegensatz zu dem früheren sicheren Antikonzeptionsverhalten innerhalb der festen Beziehung. Die Patientinnen können sich ihr Verhalten nicht erklären. Die ungewollte Schwangerschaft hat wie bei der Gruppe Trennungskonflikt die Funktion, die mit der zurückliegenden Trennung verbundene Gefährdung des Selbstwertgefühls bewältigen zu können. Es scheint, als müßten sie wieder erleben, begehrt und kurzfristig geliebt zu werden, aber ohne daran interessiert zu sein, daraus eine Beziehung zu entwickeln. Die Gruppe ist mit 4 Patientinnen zu klein, um ein aussagekräftiges Gießen-Profil zu erhalten.

Zur Rolle des Mannes

Der ausgesuchte Mann erlebt nicht, daß er als Partner gar nicht gemeint ist, was bei der angenommenen Persönlichkeitsstruktur des Mannes sein Zeugungsverhalten nicht einschränkt, vielleicht sogar begünstigt.

Nachuntersuchung

Alle 4 angeschriebenen Frauen antworten. Keine Frau ist in der Zwischenzeit wieder schwanger geworden. Alle schützen sich jetzt nach Methode I. 2 würden die nächste ungewollte Schwangerschaft austragen. 3 haben in der Zwischenzeit wieder einen festen Partner gefunden. Alle geben an, den Eingriff gut verkraftet zu haben und betonen zugleich, daß sich ein nachlässiges Umgehen mit dem Antikonzeptionsschutz nicht wiederhole. Die Angaben bestätigen die angenommene Funktion der Schwangerschaft.

Fall 182 – Reaktion auf vollzogene Trennung

Die 22jährige, seit einem Jahr berufstätige Kassiererin trennte sich vor 7 Monaten von ihrem Freund, mit dem sie 3 Jahre lang zusammen war. Die Trennung ging von ihr aus, dennoch ist es für sie ein sehr belastendes Ereignis. Ursache für die Trennung sei der Autofimmel des Partners gewesen. Während der 3jährigen Beziehung hat sie sich durch die Pille geschützt, 2mal die Pille gewechselt, dadurch 1mal ausgesetzt und in diesem Monat den Verkehr völlig eingestellt, weil sie kein Risiko eingehen wollte. Nach der Trennung setzte sie die Pille ab. Sie leidet unter dem Alleinsein sehr, hat aber zu ihren Eltern und Geschwistern, die sich hier in Berlin befinden, guten Kontakt. Vor 2 Monaten lernte sie in einer Disco einen Ausländer kennen, von dem sie nur weiß, daß er aus dem Iran kommt und in einer Fabrik arbeitet. Sie hat am Tag des Kennenlernens einmal mit ihm sexuellen Kontakt und konzipiert. Sie befindet sich jetzt in der 8. Schwangerschaftswoche. Sie hat den Mann nach dieser einmaligen Begegnung von sich aus nicht mehr gesehen und auch kein Bedürfnis gehabt, ihm wieder zu begegnen. Er weiß von der Schwangerschaft nichts. Sie möchte gern 2 Kinder haben, finanziell hält sie ein Kind für zur Zeit nicht tragbar, aber von der psychischen und physischen Belastung. Bei Ablehnung des Antrages auf Schwangerschaftsunterbrechung würde sie nach Holland fahren, um dort den Abbruch machen zu lassen.

In der Nachuntersuchung gibt sie an, daß sie gleich nach dem Eingriff, den sie gut verkraftet hat, wieder mit der Pille begann, obwohl sie in keiner festen Beziehung steht. Die nächste ungewollte Schwangerschaft würde sie auf keinen Fall unterbrechen lassen. Sie drückt dies wie folgt aus: „Einmal kann so etwas passieren, dann aber nicht mehr."

Die Schwangerschaft ist als Reaktion auf die schmerzhafte Trennung zu verstehen. Dafür spricht, daß sie sich während der festen Beziehung sicher geschützt hat und auch in der Pillenpause kein Risiko einging, wogegen sie nach der Trennung von ihrem bisherigen Antikonzeptionsverhalten abwich und für sie selbst im nachhinein unverständlich, ohne sich zu schützen, sexuellen Kontakt suchte und fand. Sie weiß von Anfang an, daß mit dem Mann eine feste Beziehung nicht in Frage kommt, teilt ihm daher auch die Schwangerschaft nicht mit. Daß es sich bei der ungewollten Schwangerschaft um eine einmalige Angelegenheit handelt, macht sie auch in der Nachuntersuchung glaubhaft deutlich.

Im Gießen-Profil fällt in der Nachuntersuchung auf, daß sich ihre Einschätzung über ihr Depressivitätserleben noch verstärkt hat.

6.8 Beziehungskonflikt

Die Gruppe fällt dadurch auf, daß die Frauen seit längerem einen festen Partner haben oder hatten und sich nicht schützen. Häufig bestand früher ein Kinderwunsch, der nicht in Erfüllung ging. Die Schwangerschaft stellt sich jetzt infolge eines Urlaubsabenteuers oder als Folge eines Seitensprunges ein. Es handelt sich dabei um einmalige oder zeitlich sehr begrenzte Begegnungen. Die überraschende Erfahrung, schwanger werden zu können, wirkt oberflächlich gesehen auf die Patientinnen beruhigend und hilft ihnen, den Eingriff zu bewältigen. Ihre Konzeptionsbereitschaft/-fähigkeit kann sich vermutlich nur entfalten, wenn für sie die Gewißheit besteht, daß nach erfolgter Konzeption keine feste Bindung resultiert. Die Frauen spüren das Konflikthafte dieses Geschehens und sind auf einer kognitiven Ebene an einer Beratung interessiert.

Die Gruppe ist zu klein, um ein aussagefähiges Gießen-Profil zu erhalten.

Zur Rolle des Mannes

In diesen Fällen ist wiederum denkbar, daß der Mann nicht spürt, daß er als echter Partner nicht gebraucht wird, sondern daß er nur für die jetzige Situation eine wichtige Funktion hat. Dies könnte sich bei entsprechender Persönlichkeitsstruktur günstig auf sein Zeugungsverhalten auswirken. Die Zeichnung verkörpert die Beziehungsstörung vor allem seitens des Mannes und zeigt zugleich, wie gesellschaftliche Tendenzen emotionale Störungen begünstigen und verbergen helfen (Abb. 19).

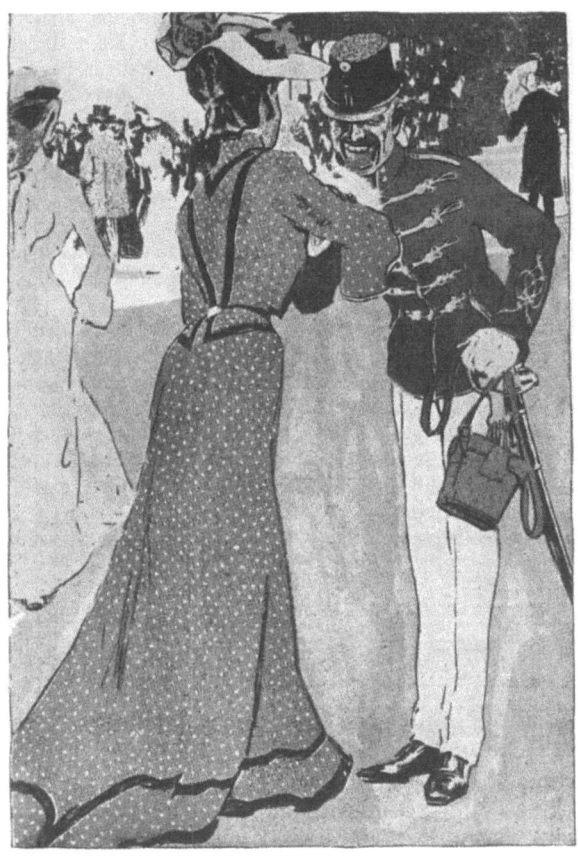

(E. Thöny, 1903)

„Nicht wahr, Herr Graf, Sie verraten keinem Menschen, daß ich gestern bei Ihnen war."
„Aber Tschapperl, bitt dich! Bleibt selbstredend im Regiment."

Abb. 19. Diskretion

Nachuntersuchung

Von den 3 angeschriebenen Frauen antworten 2, eine davon hat geheiratet und ist in der Zwischenzeit geplant schwanger geworden.

Fall 46 Beziehungskonflikt – Seitensprung

Die 31jährige Sekretärin trennte sich vor einem halben Jahr nach einer vierjährigen Beziehung, in der sich beide Kinder wünschten und trotz zweijährigen Bemühens erfolglos blieben. Die Kinderlosigkeit trug zur Trennung bei. Seit einem halben Jahr ist sie mit einem Diplom-

Ingenieur befreundet, mit dem sie sehr glücklich ist. Bisher haben sie sich nicht geschützt, da es nicht erforderlich schien. Sie möchte mit ihm zwei Kinder haben. Bei Ablehnung des Antrages auf Schwangerschaftsunterbrechung würde sie den Abbruch illegal machen lassen.

Vor 9 Jahren war sie schon einmal schwanger. In der damaligen, dreijährigen Beziehung, in der sie sich nicht schützten, weil unausgesprochen ein beidseitiger Kinderwunsch bestand, kam es zu keiner Schwangerschaft. Erst im Laufe der Trennung, die von ihr ausging, konzipierte sie und ließ die Schwangerschaft unterbrechen. Danach hatte sie mehrere Beziehungen, in denen sie sich nicht schützte und die sie abbrach, sobald sie ihr zu eng wurden. Die Angst vor zuviel Nähe, etwas aufzugeben oder herzugeben, kann sie beschreiben und ist darüber verwundert bis besorgt. So kann sie sich nicht vorstellen, in die Wohnung eines Partners einzuziehen oder ihm vielleicht nach Westdeutschland zu folgen.

Im Sommer fuhr sie allein in Urlaub, verknallte sich kurzfristig in einen „Einheimischen", mit dem sie sich kaum verständigen konnte. Sie hatte 3- oder 4mal sexuellen Kontakt und sie konzipierte. Es besteht kein Kontakt mehr zu dem Mann, der auch von der Schwangerschaft nichts weiß. Ihr jetziger Freund nimmt an, daß sie sich im Krankenhaus befindet, um eine Zyste entfernen zu lassen.

Eine Schwangerschaft stellt sich nicht ein, wenn beide Partner es bewußt wünschen. Vielleicht ist eine Konzeption nur möglich, wenn von beiden Seiten sicher ist, daß sich aus der Schwangerschaft keine dauerhafte Beziehung entwickelt.

6.9 Verwahrlosungskonflikt

Die Patientinnen geben an, kein Geld für die Pille oder keine Zeit zu haben, sich ein Rezept zu holen. Die Pille wird häufig vergessen oder unregelmäßig eingenommen. Das Verhalten wird mit keinerlei Zweifel an sich selbst in Verbindung gebracht. Die Patientinnen zeigen nur geringe konkrete Bezüge und haben eine ausgeprägte Vorwurfshaltung. Eine auslösende Konfliktsituation im engeren Sinne läßt sich aufgrund der Struktur der Patientinnen nicht herausarbeiten.

Im Gießen-Profil wird die hohe Untersteuerung deutlich, der Wert in Skala III liegt fast außerhalb des Normbereichs (Abb. 20).

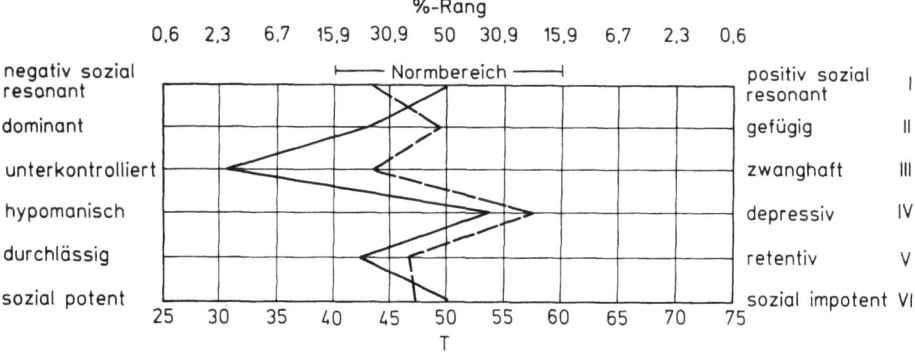

Abb. 20. Mittelwertprofile von 9 Interruptiopatientinnen mit „Verwahrlosungskonflikt" (————) sowie 152 Interruptiopatientinnen ohne „Verwahrlosungskonflikt" (– – – – –). Der Unterschied in Skala III ist hochsignifikant

Zur Rolle des Mannes

Für die Rolle des Mannes gilt, was bereits weitgehend unter „Reaktion auf Trennung" beschrieben ist.

Nachuntersuchung

Von 8 angeschriebenen Patientinnen antworten 5. Eine Patientin wurde in der Zwischenzeit ohne feste Beziehung „geplant schwanger", eine weitere hat eine aktuellen Kinderwunsch. Eine Patientin schützt sich nach Methode III und wäre sich im Falle einer ungewollten Schwangerschaft unschlüssig, ob sie wieder unterbrechen lassen würde. Die übrigen 2 schützen sich nach Methode I und II und würden die nächste ungewollte Schwangerschaft wieder unterbrechen lassen. Für ein aussagekräftiges Gießen-Profil ist die Fallzahl zu gering.

Fall 173 – Verwahrlosung

Die 19jährige Patientin, eine ehemalige Fixerin, seit einem Jahr trocken, arbeitet sporadisch als Verkäuferin in Boutiquen. Ihre Eltern sind geschieden. Das Verhältnis zu Mutter und Vater ist, solange sie sich erinnern könne, schlecht gewesen. Zur Zeit hat sie keinen Kontakt zu den Eltern. Sie ist mit einem gleichaltrigen Mann befreundet, über den sie so gut wie nichts weiß, außer daß er Abitur machen will. Es ist ihre zweite Unterbrechung, die erste liegt 10 Monate zurück. Der jetzige Vater ist nicht der Vater der ersten Schwangerschaft. Sie hat sich auch nach der ersten Interruptio schlicht nicht geschützt, da sie die Einnahme der Pille laufend vergißt. Sie möchte gern 2 Kinder haben. Bei Ablehnung des Antrags auf Schwangerschaftsunterbrechung würde sie den Abbruch illegal machen lassen. Die Nachuntersuchung ergibt, daß die alte Beziehung (gleich nach dem Abbruch) auseinanderging. Nach dem Eingriff überkommt sie eine „Torschlußpanik", und sie sucht sich vom Aussehen ausgehend einen Afrikaner, um von ihm ein Kind zu bekommen. Sie arbeitet zu der Zeit als freischaffende Artistin (Bezeichnung des Arbeitsamts) in einer Peep-Show und findet nach einem halben Jahr einen äußerlich dafür geeigneten Mann. Sie beschreibt dies so: „Ich habe mich zweimal

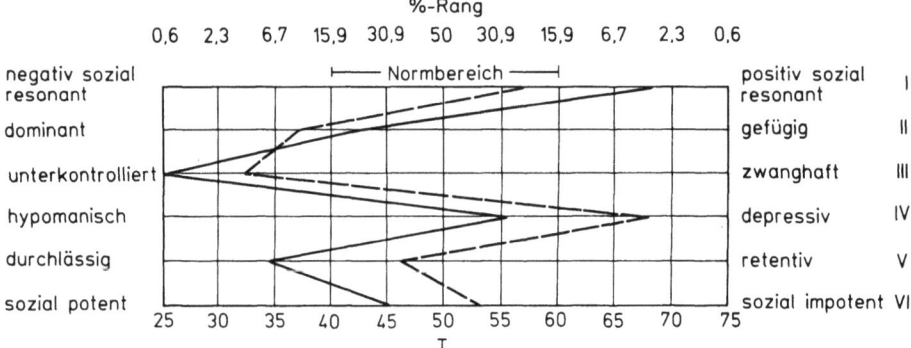

Abb. 21. Fall 173: „Verwahrlosung". Erstuntersuchung (————) gegen Nachuntersuchung (- - - -), 2. Abbruch

‚bumsen lassen und war schwanger'". Nach erfolgter Konzeption bricht sie den Kontakt mit dem Afrikaner sofort ab. Vor 3 Wochen hat sie ambulant entbunden und lebt jetzt allein und ausschließlich von der Sozialhilfe in einer Einzimmerwohnung. Die Sozialhilfe beträgt 500,-- DM samt Kindergeld plus 200,-- DM Kaltmiete. Ersparnisse gibt es nicht, obwohl sie als „freischaffende Künstlerin" 3 000,-- bis 4 000,-- DM netto über mehrere Monate hinweg verdient hat. Das Geld gab sie in Boutiquen aus. Zu den Eltern besteht nach wie vor kein Kontakt. Am Telefon zeigt sie sich ungemein glücklich und stolz auf ihr Kind. Die Diagnose „Verwahrlosung" ergibt sich aus den beschriebenen Verhaltensweisen.

Im Gießen-Profil der Erstuntersuchung wird die Verwahrlosung vor allem in Skala III und IV deutlich (Abb. 21). Bei der Nachuntersuchung überrascht der hohe Depressivitätswert, der im Gegensatz zu dem von ihr angegebenen Befinden steht, aber wohl ihrem wirklichen Erleben entspricht.

6.10 Ablösungskonflikt

In diesem Konflikt stehen sowohl junge Frauen, die sich schwer von ihren Eltern lösen können, als auch ältere Frauen, die sich schwer von ihren Töchtern zu trennen vermögen. Die jüngeren Frauen harmonisieren ihre Beziehung zu den Eltern. Ihre Mütter sind meist bereit, sie mit der Austragung der Schwangerschaft zu unterstützen, bieten ihnen an, sich vorzeitig berenten oder pensionieren zu lassen, um das Enkelkind zu versorgen.

Durch die Schwangerschaft signalisiert die Tochter ihrer Mutter, daß sie eine geschlechtsreife Frau ist, sich lösen und von ihrer Mutter losgelassen werden möchte. Zugleich beschwichtigt sie die Mutter, ihren Verlust sich nicht so zu Herzen zu nehmen, denn sie könnte durch ein Enkelkind Ersatz schaffen. Der Ablösungskonflikt wird nicht nur durch die bindende Mutter (Stierlin et al. 1977), sondern auch durch den antinomischen Konflikt der Patientin zwischen ihren Autonomiebedürfnissen und ihren regressiven Wünschen (Merz 1979; Kimbal 1970) bestimmt.

Der Vater darf häufig von der Schwangerschaft noch nichts wissen, nicht, weil er die Schwangerschaft als Schande erleben würde, sondern weil er dem Abbruch auf keinen Fall zustimmen würde.

Zu dieser Konfliktgruppe gehören auch junge Frauen, die von ihren Eltern emotional vernachlässigt werden und von deren Auszug (Loslösung) die Eltern kaum Notiz nehmen. Daß sie sie einfach gehen lassen, verdeutlicht den Frauen ihre schmerzhafte Bindungslosigkeit, zeigt ihnen, wie unwichtig sie ihren Eltern sind. Die Schwangerschaft hilft ihnen kurzfristig, das bedrohte Selbstwertgefühl in dieser Situation zu stabilisieren und die emotionale Leere aufzufüllen.

Bei älteren Frauen wird der Konflikt oft dadurch ausgelöst, daß die Tochter dabei ist, auszuziehen oder sich vor kurzem verlobt oder eng befreundet hat. Die Ablösung der Tochter wird als Verlust und als Rivalität erlebt und soll durch eine erneute Schwangerschaft erträglich gemacht und die Verlustängste beschwichtigt werden. Zugleich ist der Auszug der Tochter für die Mutter eine sexuell expansive Versuchungssituation, die zu einem veränderten Antikonzeptionsverhalten oder zu einer veränderten Konzeptionsbereitschaft/-fähigkeit führen kann. Die Frauen sind schwankend in ihrer Entscheidung, entschließen sich dann zu einem Abbruch mit dem Hinweis, daß sie ja bald Enkel bekämen.

Die Konfliktart stellt eine besondere Variante der Konfliktgruppe Schwellensituation oder Alterskonflikt dar. Daher werden die Patientinnen unter diesen Konfliktgruppen kategorisiert.

Fall 150 – Ablösungskonflikt/Schwellensituation

Die 16jährige Schülerin (9. Klasse) ist mit einem 4 Jahre älteren Monteur befreundet. Sie zog vor 6 Monaten bei ihrer Mutter aus und wohnt seither mit ihrem Freund zusammen. In den nächsten 12 Monaten wollen sie heiraten. Der Freund ist ihr erster Sexualpartner. Das Verhältnis der Patientin zu Mutter und Vater – die Eltern sind geschieden – ist schlecht. Die Mutter hat mehrmals geheiratet, wobei sie ihr im Wege stand. Sie lebte zeitweilig bei ihrem Onkel oder bei dem Ex-Freund der Mutter. Die Mutter stimmte dem Auszug ihrer Tochter ohne Einwand zu, so daß die Patientin den Eindruck hatte, als wäre die Mutter erleichtert, sie endlich loszuhaben. Die Patientin hat sich bisher noch nie geschützt, ohne dies begründen zu können und ohne daß ein Kinderwunsch vorliegt.

Beide möchten später 2 Kinder haben. In der Schule hat sie keine Schwierigkeiten, der erfolgreiche Abschluß ist gesichert. Ein Kind sei für sie finanziell zur Zeit nicht tragbar, aber von der psychischen und physischen Belastung her. Bei Ablehnung des Antrags auf Schwangerschaftsunterbrechung würde sie den Abbruch illegal machen lassen.

In der Nachuntersuchung ist die Patientin vom gleichen Partner im 7. Monat erneut schwanger, obwohl sie nach dem Eingriff die Pille regelmäßig eingenommen haben will. Zuerst glaubte sie an eine Scheinschwangerschaft, und als sie sich endlich untersuchen ließ, befand sie sich bereits im 4. Monat. Die Heirat soll in 3 Monaten stattfinden. Die Interruptio hat sie schlecht verkraftet, sie leidet seitdem an einer Gürtelrose und an einer Ovarenentzündung. Die Schule hat sie erfolgreich beendet, eine kaufmännische Lehre begonnen und abgebrochen, da sie häufig krank war. Seither arbeitet sie als ungelernte Kraft.

Die Patientin befindet sich bei der ersten Schwangerschaft in einem Loslösungskonflikt sowie in einer beruflichen Schwellensituation. Das genetisch bedingte geringe Selbstwertgefühl ist verständlich, so nimmt die Mutter kaum Notiz von ihrem Auszug und demonstriert ihr dadurch, wie wenig sie an ihr interessiert ist. Die Schwangerschaft soll das angeschlagene

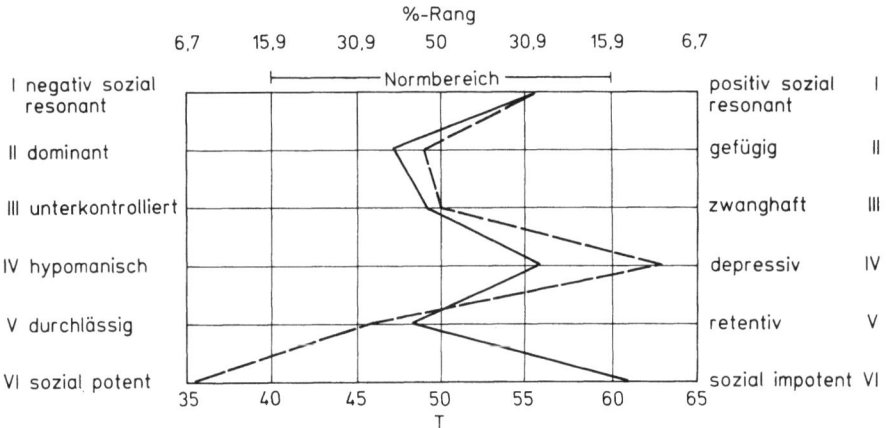

Abb. 22. Fall 150: Ablösungskonflikt/Schwellensituation Erstuntersuchung (————) gegen Nachuntersuchung (– – – –) 1. Abbruch

Selbstwertgefühl stabilisieren und die Loslösung möglich machen. Dafür spricht auch die außerhalb der Norm liegende negative soziale Potenz in der Nachuntersuchung, die im Zusammenhang mit der erneuten Schwangerschaft, die ausgetragen wird, zu sehen ist (Abb. 22). Mit
ihrem Glauben an die Scheinschwangerschaft demonstriert die Patientin, wie wichtig ihr eine
erneute Schwangerschaft, die ausgetragen wird, ist, obwohl die soziale Situation unverändert
schlecht ist. Trotz der fortgeschrittenen Schwangerschaft wäre es möglich gewesen, über ein
psychiatrisches Gutachten eine Genehmigung zu einem Schwangerschaftsabbruch zu erwir-
ken. Dies wurde ihr angeboten, sie aber lehnte ab.

6.11 Alterskonflikt

Der Konflikt wird durch das Herannahen der Wechseljahre aktualisiert. Das
Wort Wechseljahre betont Wechsel, und nicht eine entwicklungsbedingte Veränderung. Die Patientinnen erleben den Wechsel als eine Bedrohung ihrer
weiblichen Identität, die sie mit der Schwangerschaft abzuwehren versuchen
(Kimbal 1970). Hinzu kommt, daß in fortgeschrittenem Alter die traditionell
orientierte Frau, die bisher nicht länger berufstätig gewesen ist, in verstärkte
Rollenkonflikte gerät, da sie ihre Aufgabe als Mutter weitgehend als gelöst an-
sieht und zu einem neuen Selbstverständnis finden muß. Folgende Vorgänge
deuten auf solch einen Konflikt hin:

a) Plötzlicher Wechsel im Antikonzeptionsverhalten von sicherem Schutz zu
   keinem Schutz. Der sichere Schutz wurde jahrelang praktiziert und in Pillenpausen meist die relativ sichere Methode II benutzt. Häufig haben sie
   schlicht keine Erklärung für ihr Wechselverhalten oder sie begründen es damit, daß aufgrund des Alters nichts mehr passieren könne.
b) Ein oft bis zu 14 Jahre dauernder völlig ungeschützter sexueller Kontakt mit
   dem gleichen Partner, ohne daß sich eine Schwangerschaft einstellt. Jetzt
   hat sich die Konzeptionsbereitschaft/-fähigkeit unerwartet verändert.
c) Die Umwelt oder die Patientin selbst spricht von Wechseljahren aufgrund
   von Verhaltens- und/oder Gefühlsveränderungen.
d) Strikte Ablehnung einer Sterilisation, ohne daß die Patientin argumentiert,
   daß es sich in ihrem Alter nicht mehr oder bald nicht mehr lohnen wird.
e) Die Tochter unternimmt ernsthafte Ablösungsversuche.

Die Gefühle der Patientinnen über die jetzige Schwangerschaft lassen sich am
besten mit der metaphorischen Redewendung einer Patientin wiedergeben:
„Ich bin mit einem lachenden und einem weinenden Auge schwanger". Atmo-
sphärisch klingt Freude und Stolz an, in diesem Alter noch schwanger geworden zu sein. Der Konflikt- oder die Aktualisierung des Konflikts wird häufig
durch die Ablösungsversuche der Tochter ausgelöst, was die Unterscheidung
von der Konfliktgruppe „Ablösungskonflikt" äußerst schwierig macht. In der
Hälfte der Fälle bleibt die Aktualisierung des Konflikts unklar, da keine Ablösungsversuche der Tochter vorliegen und das Gefühl, in die Wechseljahre zu
kommen, schon seit längerem besteht. Vielleicht kommt es mit zunehmendem
Alter zu einer Kumulierung der Ängste und Befürchtungen und somit zu einem
Zusammenwirken von mehreren konfliktauslösenden Momenten.
    Im Gießen-Profil ergaben sich im Vergleich der Gruppe Alterskonflikt zur
Restgruppe keine signifikanten Unterschiede.

Zur Rolle des Mannes

Die Entfaltung des Konflikts ist wiederum von der Haltung des Partners abhängig, ob er den Prozeß der Wechseljahre – in dem er ebenfalls steht – als
zwangsläufige Entwicklung mit Vor- und Nachteilen oder als einen furchtbaren Verlust betrachtet.

Nachuntersuchung

Von 15 angeschriebenen Patientinnen antworten 2 nicht. Die Beziehungssituation ist weitgehend unverändert; alle Patientinnen schützen sich nach Methode I, alle würden die nächste ungewollte Schwangerschaft wieder unterbrechen lassen. Dies steht ganz im Gegensatz zu den Frauen mit Identitätskonflikt. Keine Frau gibt an, den Eingriff schlecht verarbeitet zu haben. Die Angaben sprechen dafür, daß die ehemalige Schwangerschaft gebraucht wurde, um
den Alterskonflikt zu bewältigen, was gelungen zu sein scheint. In 3 Fällen haben die Patientinnen in der Zwischenzeit von ihren Töchtern Enkel bekommen: ein Hinweis auf das Ineinandergreifen von Alterskonflikt und Ablösungskonflikt (s. Fallbeispiel 74).

Beim Vergleich der Gießen-Profile Erstuntersuchung gegen Nachuntersuchung schätzen die Frauen sich in der Nachuntersuchung weniger depressiv
ein. Der Unterschied liegt auf dem 5,4-%-Niveau.

Fall 74 – Alterskonflikt/Identitätskonflikt/Ablösungskonflikt

Die 39jährige Patientin, Abteilungsleiterin, ist 2mal verheiratet gewesen, hat von dem ersten
Ehepartner eine 19jährige Tochter, die vor der Heirat geboren wurde. Seit 7 Jahren ist sie mit
einem geschiedenen Diplom-Ingenieur, Vater von 2 Söhnen, befreundet. Die Beziehung bezeichnet sie als gut. Sie ist ohne Vater, einem dem Alkohol zugewandten Musiker, als viertes
von fünf Kindern aufgewachsen. Die Eltern ließen sich 2 Jahre nach ihrer Geburt scheiden,
und es bestand kein weiterer Kontakt zum Vater. Vor 6 Jahren ließ sie einen Abbruch in Holland machen. Die damalige Schwangerschaft entstand in einer Pillenpause und war die Folge
eines flüchtigen Abenteuers. Seit Beginn ihrer jetzigen Beziehung nimmt sie ohne Pause die
Pille ein. Bei einer eintägigen Geschäftsreise kommt sie, bedingt durch eine Änderung des
Flugplanes, nicht am gleichen Tag nach Hause, sondern erst einen Tag später. Die Pille hat
sie nicht dabei. Am folgenden Tag vergißt sie die Einnahme der Pille. Am Tag ihrer Rückkehr
hat sie sexuellen Kontakt, schützt sich nicht weiter und hofft, daß nichts passiert, was sie vor
allem aufgrund ihres Alters für sehr wahrscheinlich hält. Eine Sterilisation lehnt sie ab, da sie
ja sowieso bald in die Wechseljahre komme. Bei Ablehnung des Antrags auf Schwangerschaftsunterbrechung würde sie wieder nach Holland fahren. Sie hat eigentlich nie Kinder haben wollen, und die Tochter nur auf Drängen ihres ersten Ehemannes ausgetragen. Die jetzige
Entscheidung geht primär von ihr aus, ihr Partner drängt nicht zum Abbruch.

Ihre 19jährige Tochter ist mit einem schwarzen Musiker befreundet, erwägt auszuziehen
und zu heiraten. In letzter Zeit hat die Patientin in ihrer Funktion als Abteilungsleiterin mit
den Mitarbeiterinnen Schwierigkeiten, die behaupten, sie wäre schlecht zu genießen und
komme wohl in die Wechseljahre. Bei der Nachuntersuchung hält sie am Telefon voller
Freude und Stolz ihren 6 Monate alten Enkel auf dem Schoß. Die Tochter ist in der Zwischenzeit ausgezogen und hat, ohne zu müssen, geheiratet. Die Heirat und vor allem auch die
ungewisse finanzielle Zukunft machen ihr Kummer. Den Abbruch hat sie gut verkraftet, sie

nimmt seit der Interruptio ohne Pause die Pille. Die Schwierigkeiten mit den Mitarbeiterinnen wurden deutlich seltener.

Im Gießen-Test der Nachuntersuchung zeigt sie eine deutliche Abnahme der Dominanz, die aber immer noch außerhalb des Normbereichs liegt, und eine Abnahme der Depressivität (Abb. 23).

Der Alterskonflikt, der durch das Herannahen der Wechseljahre ausgelöst wird, daher muß sie auch eine Sterilisation ablehnen, wird durch den Auszug und die Loslösung der Tochter verstärkt, eine Situation, die den Charakter einer sexuell expansiven Versuchungssituation für die Patientin einnimmt. Bemerkenswert ist die Parallele zwischen Mutter und Tochter. Beide trennen sich von ihren Müttern mit Hilfe eines Kindes.

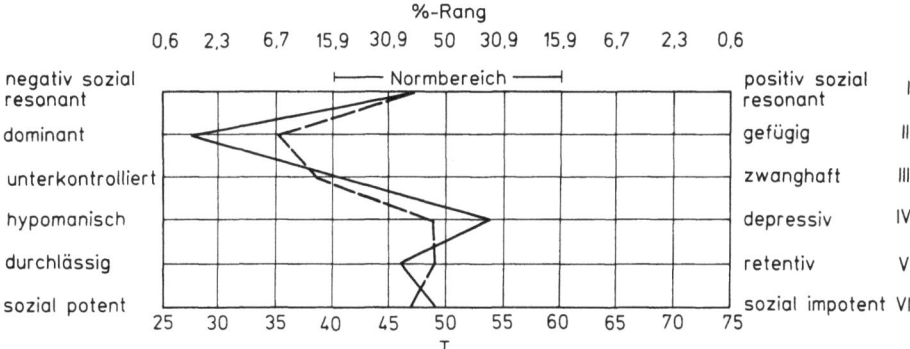

Abb. 23. Fall 74: „Alterskonflikt/Identitätskonflikt/Ablösungskonflikt“. Erstuntersuchung (————) gegen Nachuntersuchung (– – – – –), 2. Abbruch

6.12 Archaisches Aufbäumen

Bei mehreren Patientinnen fällt zeitlich die ungewollte Schwangerschaft mit dem unerwarteten Tod eines nahestehenden Familienmitglieds zusammen oder mit schweren gesundheitlichen Schicksalsschlägen der Patientinnen oder eines nahen Familienmitglieds. Ein Wechsel im Antikonzeptionsverhalten liegt in der Regel nicht vor. Es ist anzunehmen, daß die ungewollte Schwangerschaft ein Aufbäumen gegen diesen Schicksalsschlag bedeutet. Ähnliche Beobachtungen haben Jürgensen (1982), Merz u. Lidz (1979a) gemacht. Die Fallzahl ist für ein Gießen-Profil zu klein. Lidz spricht von einem Beraubungserlebnis, das dazu führt, daß die Frau für den Tod Leben hervorbringen müsse, was dann doch nicht angenommen werden könne.

Zur Rolle des Mannes

Die Rolle des Mannes bleibt unklar. Sie wird weitgehend von der Beziehungsqualität zu den Familienmitgliedern und/oder von der Art und Weise, wie der Partner den gesundheitlichen Schicksalsschlag seiner Frau erlebt, mitbestimmt werden.

Nachuntersuchung

Alle 4 angeschriebenen Patientinnen antworten. Die Beziehungen sind unverändert fest, eine Patientin schützt sich nach Methode III und würde die nächste ungewollte Schwangerschaft wieder unterbrechen lassen, die anderen 2 schützen sich nach Methode I und würden austragen. Den Eingriff haben sie alle befriedigend oder gut verkraftet. Die Angaben lassen sich nicht im Hinblick auf die Konflikthypothese interpretieren.

Fall 176 – Reaktion auf Tod der Großmutter – Wechsel in der Konzeptionsfähigkeit/-bereitschaft

Die 24jährige Sekretärin ist seit 5 Jahren mit einem selbständigen, 30 Jahre älteren Kaufmann verheiratet, der kinderlos geschieden ist. Seit 6 Jahren hat sie mit ihrem Mann sexuellen Kontakt. Vor 4 Jahren hat sie 16 Monate lang die Pille genommen, seitdem schützt sie sich nicht mehr, ohne dies begründen zu können und ohne einen Kinderwunsch zu haben. Ihre Eltern sind geschieden, die Mutter arbeitete saisonabhängig als Serviererin, daher ist die Patientin bei der Großmutter mütterlicherseits aufgewachsen, zu der sie ein sehr enges Verhältnis hatte im Gegensatz zur Mutter. Der Großvater mütterlicherseits verstarb, als sie 3 Jahre alt war. Am 8. Januar kam die Großmutter in ein Krankenhaus, am 22. Januar hatte die Patientin ihre letzte Regel, seit dem 16. Februar rechnete sie aufgrund einer Nachricht mit dem Tod der Großmutter, die am 23. Februar verstirbt. Die Patientin hat nur einmal Mitte Februar sexuellen Kontakt und konzipiert genau zu der Zeit, als sie erfährt, daß mit dem Tod der Großmutter zu rechnen sei, obwohl das Konzeptionsoptimum bereits überschritten ist. Sie hat einen regelmäßigen Zyklus und erwartet die Regel an dem Tag, an dem die Großmutter stirbt. Sie möchte ebenso wie ihr Partner ein Kind haben und würde dann ihre Berufstätigkeit 15 Jahre lang unterbrechen. Bei Ablehnung des Antrags auf Schwangerschaftsunterbrechung würde sie die Schwangerschaft austragen. Ein Kind wäre nach Meinung der Patientin finanziell, psychisch und physisch für sie tragbar. Der Abbruch geht jetzt primär von ihr aus, ihr Partner stellt ihr die Entscheidung frei.
    Die Nachuntersuchung ergibt, daß sie sich seither ohne Pause mit der Pille schützt. Die Beziehung besteht noch und ist gut. Die Interruptio hat sie ihren Angaben nach gut verkraftet und ist in der Zwischenzeit auch nicht krank gewesen. Die nächste ungewollte Schwangerschaft will sie auf jeden Fall austragen.

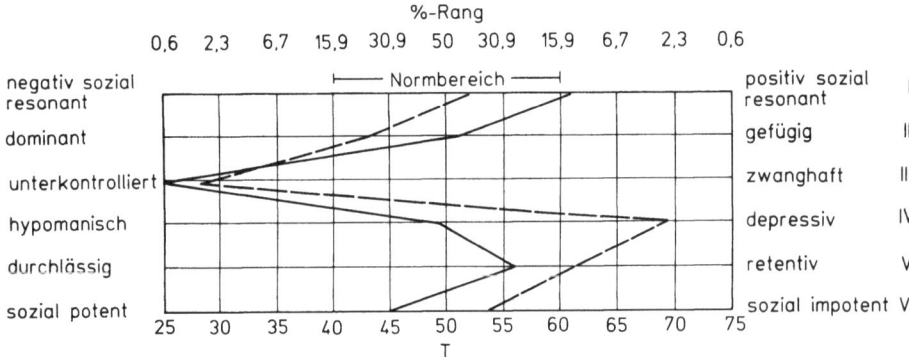

Abb. 24. Fall 176: Reaktion auf Tod der Großmutter. Erstuntersuchung (————) gegen Nachuntersuchung (- - - - -), 1. Abbruch

Die Konzeption fällt zeitlich mit dem erwarteten Tod der für sie sehr wichtigen Großmutter zusammen. Die Patientin hat sich fast 5 Jahre lang nicht geschützt, ohne zu konzipieren. Es ist unwahrscheinlich, daß sie zur Zeit des Konzeptionsoptimums nie sexuellen Kontakt gehabt haben soll, was für einen Wechsel in der Konzeptionsfähigkeit/-bereitschaft spricht. Das bisherige Ausbleiben einer Schwangerschaft läßt zusätzlich einen Identitätskonflikt vermuten, obwohl die Patientin nicht angibt, über die bisher ausgebliebenen Schwangerschaften beunruhigt gewesen zu sein. Unklar bleibt die Situation des Ehemannes; es kann nicht ausgeschlossen werden, daß er in einem Alter von 55 Jahren und ohne Kinder in einem Identitätskonflikt steht, der bedingt durch sein Alter und durch den Tod der Großmutter aktiviert wird, und vielleicht zu einer Verbesserung der Spermaqualität geführt hat.

Im Gießen-Profil der Nachuntersuchung sehen wir im Gegensatz zur Mehrheit der Patientinnen eine Abnahme der positiven Sozialresonanz und eine starke Zunahme der Depressivität (Abb. 24). Ein Hinweis darauf, daß der Tod der Großmutter und der Schwangerschaftsabbruch – auch ein Symbol des Todes – nicht verarbeitet worden sind.

6.13 Kritische Periode

In diese Gruppe werden Patientinnen eingeordnet, bei denen sich in engerem Sinne keine auslösende Konfliktsituation finden läßt und die keine Verwahrlosungszüge aufweisen. Sie waren innerhalb der letzten 2 Jahre schwanger und trugen die Schwangerschaft aus. Vielleicht bestehen nach einer Schwangerschaft verstärkt regressive Bedürfnisse, die durch eine erneute Schwangerschaft befriedigt werden sollen. Die Verstärkung der Wünsche nach regressiven Bedürfnissen könnte durch die beginnende Auflösung der Symbiose zwischen Mutter und Kind und des damit verbundenen Verlustes von regressiver Geborgenheit bedingt sein.

Bei der Varianzanalyse der Gießen-Profile zeigt sich ein hochsignifikanter Unterschied in Skala IV, d.h., die Patientinnen mit Konflikttyp „kritische Periode" schätzen sich erheblich weniger depressiv ein (Abb. 25). Das im Vergleich

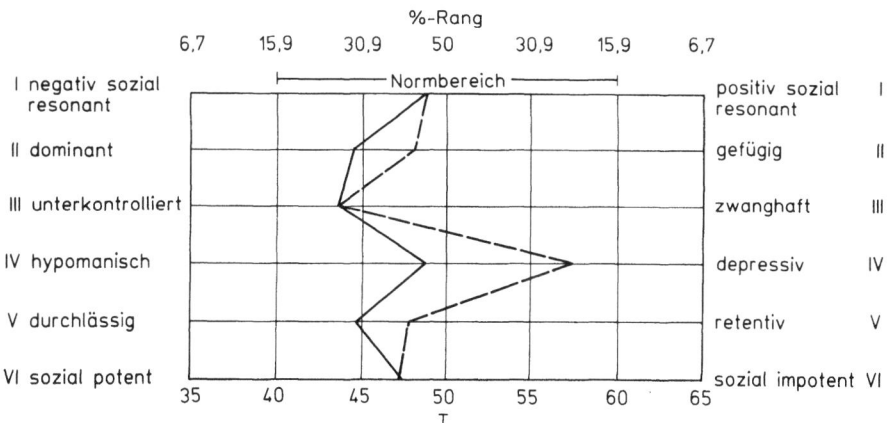

Abb. 25. Mittelwertprofile von 11 Interruptiopatientinnen mit Konflikttyp „Kritische Periode" (────────) und 151 Interruptiopatientinnen ohne Konflikttyp „Kritische Periode" (- - - - -) in der Erstuntersuchung. Der Unterschied in Skala IV ist hochsignifikant

geringere Depressivitätserleben wird damit zusammenhängen, daß die Frauen ein Baby oder Kleinkind zu Hause haben.

Nachuntersuchung

Alle 11 angeschriebenen Patientinnen antworten, davon senden 7 den Gießen-Test S zurück.

4 sind in der Zwischenzeit schwanger geworden, 3 ungewollt, davon enden 2 Schwangerschaften mit einer Fehlgeburt. Keine der Patientinnen würde die nächste ungewollte Schwangerschaft wieder abbrechen lassen. Eine Patientin schützt sich nach Methode III, alle anderen nach I oder II. Nur eine Patientin trennt sich von ihrem Partner und lebt jetzt allein. Von der Zahl der seither eingetretenen Schwangerschaften und der Bereitschaft, die nächste ungewollte Schwangerschaft auszutragen, unterscheidet sich die Gruppe deutlich von den anderen. Dies unterstreicht unsere Vermutung, daß in dieser Gruppe die Schwangerschaft eher inneren Bedürfnissen entspricht als zwischenmenschlichen oder psychosozialen Konfliktkonstellationen. Aus der hohen Zahl der seither eingetretenen Schwangerschaften ergeben sich Konsequenzen für die Berater, denn beim Vorliegen der „kritischen Periode" ist eine eingehende Beratung angezeigt, da die Wahrscheinlichkeit einer erneuten Schwangerschaft und die Gefahr einer Fehlgeburt hoch ist.

Im varianzanalytischen Vergleich Erstuntersuchung gegen Nachuntersuchung zeigt sich ein signifikanter Unterschied in der Skala II, der Dominanzwert liegt außerhalb des Normbereichs (Abb. 26). Die Veränderung ist nicht mehr mit der damaligen Anamnesesituation zu erklären, die Gefügigkeit begünstigte und förderte. Beim Vergleich der Patientinnen mit der Diagnose „kri-

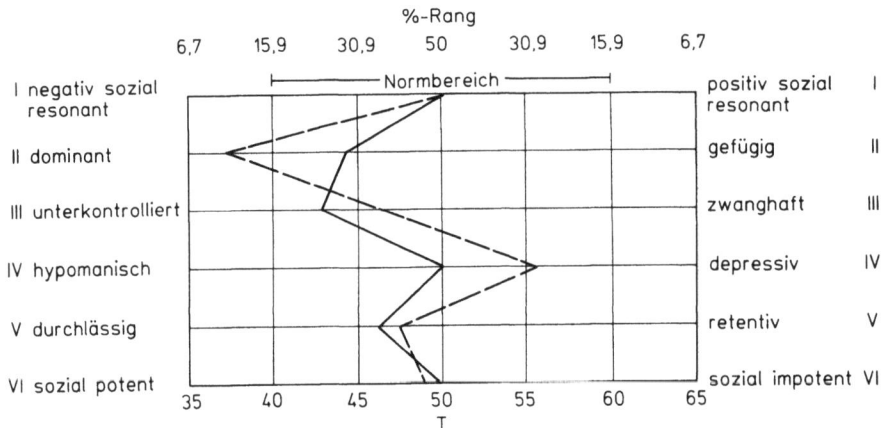

Abb. 26. Mittelwertprofile der Selbstbilder von 7 Interruptiopatientinnen mit Konflikttyp „Kritische Periode" in der Erstuntersuchung (————) und in der Nachuntersuchung (–––––). Der Unterschied in Skala II ist signifikant

tische Periode" mit den restlichen Patientinnen in der Nachuntersuchung zeigt sich – wie zu erwarten ist – ein ebenfalls signifikanter Unterschied in Skala II, der in der Erstuntersuchung nicht besteht.

6.14 Reaktion auf geplante Sterilisation

Ein Teil der Frauen, die sich sterilisieren lassen, erwägt diesen Schritt schon seit längerem, schiebt ihn aber immer wieder auf. Die anderen geben an, erst durch die Überlegungen im Zusammenhang mit der ungewollten Schwangerschaft darauf gekommen zu sein. Die Grenzen zwischen den beiden Entscheidungsvorgängen sind jedoch meist fließend. Der Partner ist mit der Entscheidung einverstanden.

Der nicht mehr rückgängig zu machende Eingriff, der den Verlust der Konzeptionsfähigkeit bedeutet, kommt durch die Unterbrechung der ungewollten Schwangerschaft zur Durchführung. Es scheint, daß dieser letzte Beweis der Zeugungsfähigkeit dazu dient, die psychischen Belastungen der Sterilisation zu ertragen.

In fast allen Fällen läßt sich außerdem eine auslösende Konfliktsituation im eigentlichen Sinne finden, in der Regel ein Alterskonflikt. Daher ordne ich die Sterilisationspatientinnen den beschriebenen Konfliktsituationen zu und betrachte vorläufig die geplante (ungeplante) Sterilisation als einen die ungewollte Schwangerschaft begünstigenden Prozeß, fasse sie aber aus Gründen der Übersicht vergleichend zusammen.

Die Varianzanalyse zwischen Interruptio-Patientinnen mit Sterilisationswunsch und den Interruptio-Patientinnen ohne Sterilisationswunsch zeigt, daß die Sterilisationspatientinnen eine signifikant verringerte Dominanz aufweisen (Abb. 27). Die verringerte Dominanz und erhöhte Gefügigkeit könnte ein Hin-

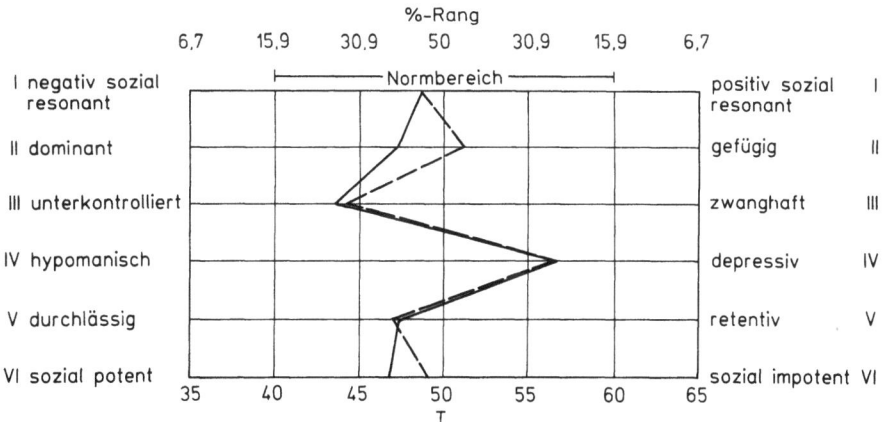

Abb. 27. Mittelwertprofile der Selbstbilder von 138 Interruptiopatientinnen ohne Sterilisationswunsch (———) sowie 23 Interruptiopatientinnen mit Sterilisationswunsch (– – – –) in der Erstuntersuchung. Der Unterschied in Skala II ist signifikant

weis darauf sein, daß der Entschluß zur Sterilisation eine bestimmte Struktur voraussetzt. Dieser Unterschied bleibt in der Nachuntersuchung bestehen.

Zur Rolle des Mannes

Die Gefühle des Mannes auf den Verlust der drohenden Konzeptionsfähigkeit seiner Frau/Partnerin werden entscheidend mitbestimmen, ob die Sterilisation über den Umweg der ungewollten Schwangerschaft notwendig ist. Erlebt der Partner die Sterilisation als ein kastrationsähnliches Ereignis, so wird seine Frau diese letzte Demonstration der Konzeptionsfähigkeit um so nötiger brauchen. In der Phantasie von Männern wird die Sterilisationsabsicht einer Frau häufig mit ihrem Wunsch nach sexueller Freiheit verbunden. Indem sie sich selbst so unter Druck setzen, geraten sie in Gefahr, ihre Zeugungsfähigkeit (Potenz) dem Partner demonstrieren zu müssen.

Nachuntersuchung

Von 21 angeschriebenen Frauen antwortet nur eine nicht. Keine bereut oder hat den Schritt zur Interruptio und Sterilisation schlecht verkraftet. Die hohe Rücklaufquote und die positive Verarbeitung sprechen dafür, daß die ungewollte Schwangerschaft im Zusammenhang mit der geplanten Sterilisation zu verstehen ist und von den anderen Konflikten unterschieden werden muß.

Bönitz (1979) betont, daß eine Sterilisation, die zusammen mit einer Interruptio durchgeführt wird, auf die Verarbeitung irritationshemmend wirkt. Es ist eher anzunehmen, daß die Sterilisation nicht die Verarbeitung der Interruptio im Sinne einer verminderten Irritation hemmt, sondern daß der Entschluß zur Sterilisation häufig Ausdruck einer reifen Entscheidung ist, z. B. weitgehende Akzeptierung der Wechseljahre, und die bessere Verarbeitung auf diesem Hintergrund zu verstehen ist. Bedenken gegenüber der weiteren Verarbeitungsentwicklung ergeben sich daraus, daß 4 Frauen ihren festen Partner in der Zwischenzeit verloren haben und jetzt allein sind, und 5 Frauen über unklare Beschwerden klagen, wie furchtbare Schmerzen beim Verkehr, Verwachsungen im Bauch, Verstärkung der Migräne und azyklische Blutungen. Eine Patientin, die vorher keine feste Beziehung hatte, lebt nun mit einem Partner zusammen. Bei 15 Patientinnen bleibt die Beziehung unverändert. An den Arbeitsverhältnissen hat sich – von einer Frau abgesehen – nichts verändert.

Der Verdacht, daß Männer den Wunsch einer Frau nach Sterilisation mit dem Wunsch nach sexueller Freiheit gleichsetzen, bestätigt sich insofern, als mehrere Frauen angeben, die Eifersucht ihrer Männer habe stark zugenommen und ihre Männer befänden sich jetzt in den „Wechseljahren".

Im varianzanalytischen Vergleich Erstuntersuchung gegen Nachuntersuchung der Interruptio-Sterilisations-Patientinnen zeigt sich eine Reduzierung der Depressivität auf dem 6,24-%-Niveau.

6.15 Verteilung der Konfliktgruppen

Tabelle 13. Verteilung der Konfliktgruppen

	Erstuntersuchung	Nachuntersuchung
Identitätskonflikt	31 (17,8%)	18 (14,4%)
Eröffnungskonflikt	16 (9,2%)	8 (6,4%)
Schwellensituation	25 (14,4%)	10 (8,0%)
Trennungskonflikt	32 (16,0%)	19 (15,0%)
Reaktion auf Trennung	4 (2,3%)	4 (2,6%)
Beziehungskonflikt	7 (4,0%)	2 (1,6%)
Verwahrlosung	10 (5,7%)	5 (4,0%)
Alterskonflikt	23 (13,2%)	13 (10,4%)
Reaktion auf Tod	7 (4,0%)	4 (2,6%)
Kritische Periode	15 (8,6%)	11 (8,8%)

2 Patientinnen, die sich nicht geschützt haben, leiden unter schweren chronischen Neurosen, so daß eine Zuordnung nicht möglich ist. Beide nehmen an der Nachuntersuchung teil.

7 Unklare Situationen

Die Konflikthypothese trifft aufgrund ihrer Definition auf folgende Fälle nicht zu:

a) Die Patientinnen, die unter der regelmäßigen Einnahme der Pille, Minipille, nach Verabreichung der 3-Monatsspritze oder trotz gelegter Spirale schwanger wurden. Dabei wird davon ausgegangen, daß die Patientinnen sich von den Patientinnen, die sich nicht geschützt haben, deutlich unterscheiden. Die Patientinnen werden unter der Rubrik „echte Unfälle" kategorisiert.
b) Die Patientinnen, die schwanger wurden, obwohl sie sich nach Methode II – Kondome oder Schaumpräparate – geschützt haben. In diesen Fällen ist eine nicht sachgemäße Anwendung der Antikonzeptionsmittel nicht auszuschließen. Sie werden daher unter der Überschrift „Unfallverdacht" kategorisiert.
c) Die Patientinnen, die sich ebenfalls nicht geschützt haben und bei denen sich keine auslösende Konfliktsituation finden ließ, sowie die Patientinnen, deren Antikonzeptionsschutz nicht eindeutig einzuordnen ist, werden unter „Konflikt nicht deutlich" kategorisiert.

7.1 „Echte Unfälle" gegen „unechte Unfälle"

Im Gießen-Profil sehen wir gegenüber der Gesamtheit der anderen Patientinnen signifikante Unterschiede in Skala I, II, V und VI und hochsignifikante in Skala IV (Abb. 28). Der Unterschied in der Einschätzung der Depressivität ist ein Hinweis, daß die „ungewollte Schwangerschaft" dieser Patientinnen - im Gegensatz zu den anderen - nicht im Zusammenhang mit einem Konflikt zu sehen ist, sondern als echter Unfall. Der niedrige Wert in Skala III läßt vorsichtige Zweifel an der Richtigkeit der Angaben der Patientinnen aufkommen. Bei den vorsichtigen Zweifeln ist an die von Molinski (1972) beschriebenen Frauen gedacht, die unter Einnahme von Ovulationshemmern die Hoffnung haben und brauchen, durch ein Versagen des Antikonzeptionsmittels ihre Konzeptionsfähigkeit und weibliche Intaktheit zu beweisen. Die starke positive soziale Resonanz bedeutet, daß die Patientinnen sich gut in Szene zu setzen verstehen, was den Anamnestiker vielleicht zu reduzierter Prüfung der Angaben verleitet hat. Die hohe soziale Potenz in dieser belastenden Situation unterstreicht hingegen die Annahme, daß die Schwangerschaft nicht Ausdruck von spezifischen neurotischen Konflikten ist.

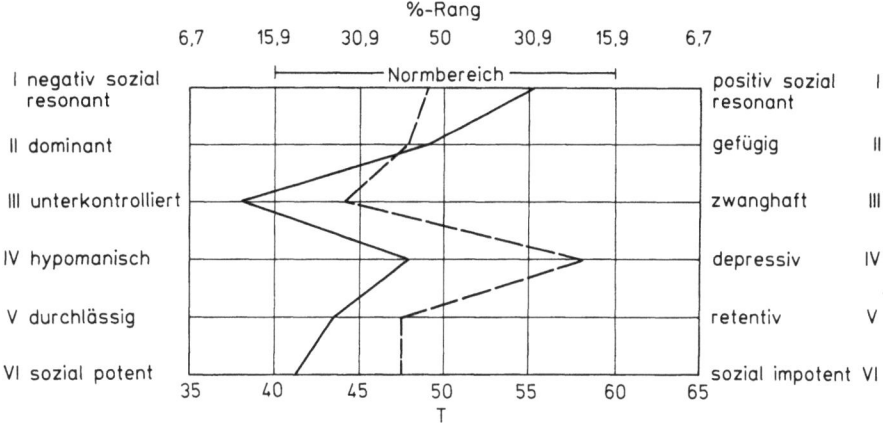

Abb. 28. Mittelwertprofile von 10 Interruptiopatientinnen mit der Diagnose „echter Unfall" (trotz Pilleneinnahme oder eingelegter Spirale) (————) sowie 151 Interruptiopatientinnen ohne „echten Unfall" (- - - - -) in der Erstuntersuchung. Die Unterschiede in Skala I, III, V, VI sind signifikant, in Skala IV hochsignifikant

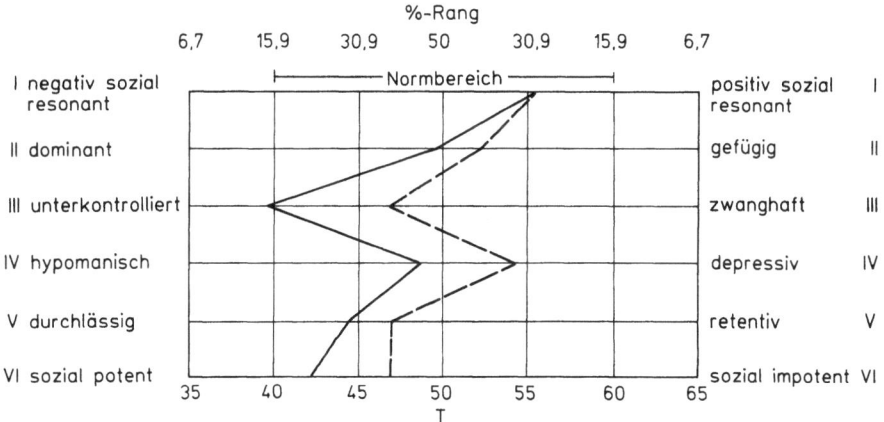

Abb. 29. Mittelwertprofile der Selbstbilder von 9 Interruptiopatientinnen mit „echtem Unfall" in der Erstuntersuchung (————) und in der Nachuntersuchung (- - - - -). Der Unterschied in Skala III ist signifikant

Nachuntersuchung

Von 10 angeschriebenen Frauen haben 9 geantwortet und 8 den Gießen-Test ausgefüllt. Die hohe Rücklaufquote spricht gegen bestehende Schuld- und Schamgefühle, was für unsere Annahme spricht, daß hinter den echten Unfällen kein neurotischer Konflikt steht. Die Vermutung wird weiterhin dadurch gestützt, daß in der Gruppe kein Partnerwechsel stattgefunden hat. Alle Patientinnen schützen sich wieder mit Methode I. Die Bereitschaft, die nächste „ungewollte Schwangerschaft" auszutragen, ist jetzt deutlich größer; 3 Patientinnen würden nicht wieder unterbrechen lassen; 1 Patientin hat jetzt einen aktuellen Kinderwunsch.

Bei der Varianzanalyse Erstuntersuchung gegen Nachuntersuchung ergibt sich lediglich ein signifikanter Unterschied in Skala III (Abb. 29); die Frauen erleben sich jetzt gesteuerter und auf dem 5,23-%-Niveau depressiver als in der Erstuntersuchung. Das Ergebnis überrascht und läßt sich schwer interpretieren. Der Eingriff hat kaum verändernd gewirkt, vielleicht weil kein neurotischer Konflikt zugrunde liegt. Der Umstand des echten Unfalls hat das Zulassen des depressiven Erlebens verzögert.

Bei der Varianzanalyse „echter Unfall" gegen den Rest zeigt sich ein vorher nicht dagewesener signifikanter Unterschied in Skala II. Die restlichen Frauen erleben sich jetzt erheblich gefügiger (Abb. 30). Die alten Unterschiede bestehen nicht mehr, was primär an den Veränderungen der restlichen Frauen liegt, die mehr positive soziale Resonanz erleben. An einem Beispiel soll die Problematik, einen „echten Unfall" als solchen zu akzeptieren, dargestellt werden.

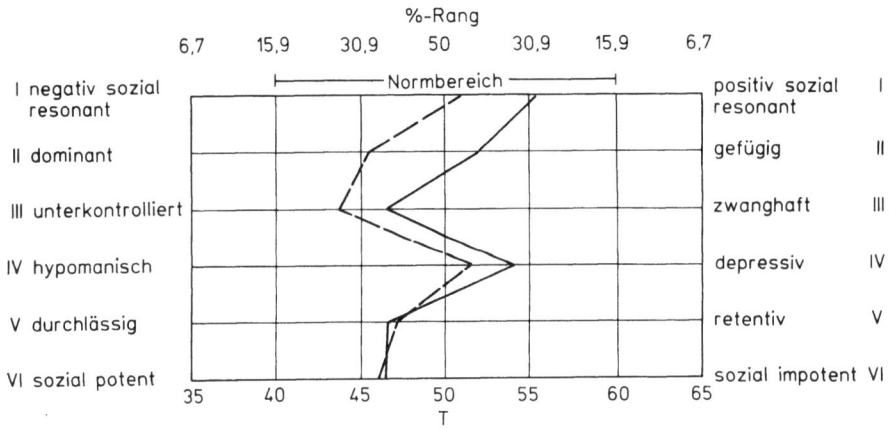

Abb. 30. Mittelwertprofile der Selbstbilder von 9 Interruptiopatientinnen mit „echtem Unfall" (———) sowie 97 Interruptiopatientinnen ohne „echten Unfall" (-----) in der Nachuntersuchung. Der Unterschied in Skala II ist signifikant

Fall 189 – Unfall

Die 31jährige Studienreferendarin, Mutter von ungeplanten, aber sofort akzeptierten 5jährigen Zwillingen, ist verheiratet mit einem 12 Jahre älteren Lehrer. Vor 2 Monaten hat sie ihr Examen beendet. Zur gleichen Zeit konzipiert sie trotz eingelegter Spirale. Es liegt eine medizinische Indikation vor, da sie aufgrund einer Grippe Tetrazyklin genommen hat, wobei sie aber zur Zeit der Tetrazyklineinnahme schon den Verdacht hatte, schwanger zu sein. Bei Ablehnung des Antrages auf Schwangerschaftsunterbrechung sei sie unschlüssig, wie sie sich verhalten würde. Sie möchte gern prinzipiell 3 Kinder haben. Ein Kind wäre ihrer Meinung nach zur Zeit finanziell tragbar, aber nicht von der psychischen und physischen Belastung. Die Entscheidung zum Abbruch geht primär von ihr aus. Im Gießen-Profil der Erstuntersuchung fällt die außerhalb der Norm liegende hohe Dominanz auf. Die Schwangerschaft könnte im Zusammenhang mit dem Ende des Studiums und der bevorstehenden Berufstätigkeit gesehen werden, wird aber aufgrund der Annahme, daß von einem Schwangerschaftskonflikt nur bei unzureichendem Antikonzeptionsschutz ausgegangen werden kann, unter „echter Unfall" kategorisiert.

In der Nachuntersuchung ergibt sich, daß sie seither Coitus interruptus praktizieren und über den Daumen nach Knaus rechnen. Die damalige Entscheidung bezeichnet sie als richtig. Seither leidet sie unter Entzündung der Blase, Niere und der Atemwege, woran sie seit dem 10. Lebensjahr nicht mehr erkrankt ist, und was sie in Zusammenhang mit der durchgeführten Interruptio bringt. Im ersten Jahr nach dem Eingriff habe sie täglich an den Abbruch denken müssen, was aber nun abgeklungen sei. Sie möchte jetzt noch ein Kind haben, ihr Mann ist dagegen, da er das Leben nicht lebenswert findet. Wenn sie ungewollt schwanger würde, trüge sie es aus. Ihre Referendariatszeit hat sie erfolgreich beendet.

Die medizinische Indikation hat nicht dazu beigetragen, den Eingriff psychisch und physisch zu verkraften, und verstärkt die Vermutungen, daß die Indikation unbewußt herbeigeführt wurde. Die Bereitschaft, noch ein weiteres Kind zu haben, hat sich aufgrund des Eingriffs und der damit verbundenen Auseinandersetzung verstärkt, wofür auch das jetzt praktizierte Antikonzeptionsverhalten spricht. Im Gießen-Profil der Nachuntersuchung sehen wir keine wesentliche Veränderung zum Profil der Erstuntersuchung.

7.2 Unfallverdacht

14 Patientinnen praktizieren die Methode II und erfüllen somit nicht die Voraussetzung für die Konflikthypothese und werden unter Unfallverdacht kategorisiert. In den meisten Fällen läßt sich auch keine auslösende Konfliktsituation herausarbeiten und/oder die Funktion der Schwangerschaft verstehen. Wie bereits erwähnt, muß einschränkend vermerkt werden, daß die praktizierte Antikonzeptionsmethode immer am Anfang der Anamnese zur Sprache kommt und somit die Suche nach der angenommenen auslösenden Konfliktsituation beeinflußt.

Nachuntersuchung

11 Patientinnen von 14 werden angeschrieben, davon senden 10 den Gießen-Test S zurück (von 1 Patientin liegt kein Gießen-Test vor, eine Patientin hat ihre Adresse nicht angegeben und eine weitere ist unbekannt verzogen). Alle Angeschriebenen antworten. In einem Fall gibt es einen Beziehungswechsel, alle anderen Beziehungen sind unverändert fest. Eine Patientin hat geheiratet und ist wieder ungeplant schwanger, trägt aber jetzt aus. 3 Patientinnen schützen sich nach Methode III, aber nur 1 davon würde die nächste ungewollte Schwangerschaft austragen.

Die vollständige Antwortquote – wie bei den echten Unfällen – spricht dafür, daß der Schwangerschaft kein Konflikt zugrunde liegt, ebenso die unveränderte Beziehungssituation. Fragwürdig bleibt wie in der Gruppe „Konflikt nicht deutlich" das Antikonzeptionsverhalten und die hohe Abbruchbereitschaft.

Im Gießen-Profil der Erstuntersuchung unterscheiden sich die Patientinnen mit „Unfallverdacht" signifikant in Skala II und VI (Abb. 31) von den anderen Patientinnen. In der Nachuntersuchung verschwinden diese Unterschiede, dagegen erleben die Frauen mit „Unfallverdacht" signifikant weniger soziale positive Resonanz. Beim Vergleich Erstuntersuchung gegen Nachuntersuchung zeigen sich signifikante Unterschiede in Skala II und III gegenüber der Erstuntersuchung, d.h. die Patientinnen erleben sich in der Nachuntersuchung gefügiger und sozial impotenter. Die Ergebnisse lassen sich nur schwer interpretieren (Abb. 32).

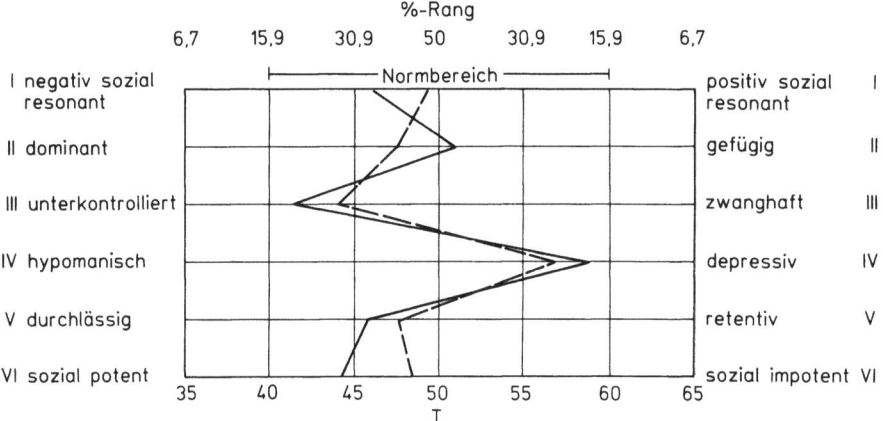

Abb. 31. Mittelwertprofile der Selbstbilder von 15 Interruptiopatientinnen mit „Unfallverdacht" (————) und den restlichen 138 Interruptiopatientinnen (– – – –) außer der Gruppe mit „echtem Unfall" in der Erstuntersuchung. Der Unterschied in Skala II und VI ist signifikant

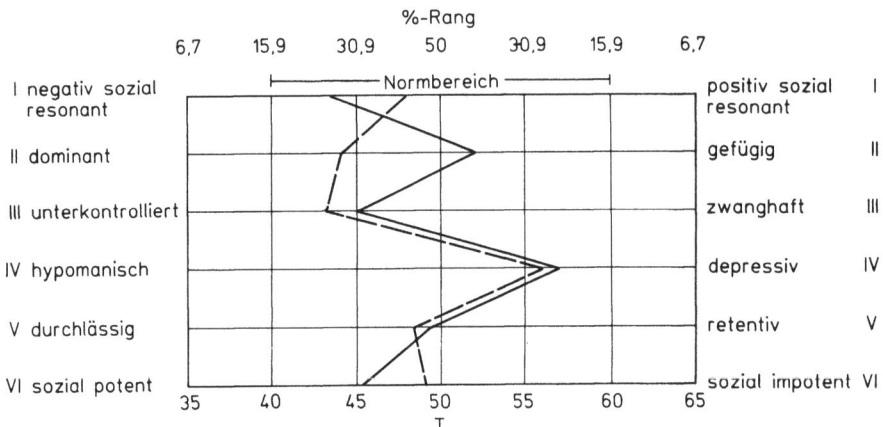

Abb. 32. Mittelwertprofile von 10 Interruptiopatientinnen mit Diagnose „Unfallverdacht" in der Erstuntersuchung (————) gegen Nachuntersuchung (– – – –). Der Unterschied in Skala II und VI ist signifikant

Fall 112 – Unfallverdacht

Die 18jährige Patientin, in Ausbildung bei einer Versicherung, ist mit einem 5 Jahre älteren amerikanischen Soldaten befreundet, den sie in 7 Monaten heiraten will. Anschließend beabsichtigt er, für 8 Monate in die USA zu gehen, um seine Ausbildung zu beenden. Sie hat sich konstant mit Patentex oval geschützt. Zur Zeit wohnt sie noch bei ihren Eltern. Sie unterbricht die Schwangerschaft, um ihre Lehre zu beenden, und benötigt dazu noch 1,5 Jahre, und auch, weil die Eltern es empfehlen, aber ohne sie zu bedrängen. Sie möchte 2 Kinder, ihr Partner 3 Kinder haben. Bei Ablehnung des Antrages auf Schwangerschaftsunterbrechung würde sie austragen und gern 10 Jahre zu Hause bleiben. Die Entscheidung geht von beiden aus. Ein Kind wäre ihrer Meinung nach finanziell tragbar, aber von der psychischen und physischen Belastung her nicht. Ihre 42jährige Mutter hat vor 7 Monaten eine Interruptio machen lassen.

Psychodynamisch gesehen läßt sich eine partnerschaftliche und/oder berufliche Schwellensituation erkennen sowie ein Ablösungs- und/oder Rivalitätskonflikt zur Mutter. Entsprechend der Hypothese, daß für die Annahme eines Konflikts ein unzureichender Antikonzeptionsschutz vorliegen muß, wird die Patientin unter „Unfallverdacht" kategorisiert.

Bei der Nachuntersuchung ruft zunächst die Mutter der Patientin an und erzählt sehr erfreut, daß ihre Tochter im 8. Monat schwanger ist, den amerikanischen Soldaten geheiratet hat und gerade dabei ist auszuziehen. 2 Wochen später ruft die Tochter selbst an und bestätigt die Angaben der Mutter. Die jetzige Schwangerschaft ist wiederum nicht geplant und in einer Pillenpause entstanden, in der sie sich überhaupt nicht geschützt haben. Ihre Ausbildung bei der Versicherung hat sie unterbrochen, da ihr die Prüfung aufgrund der Heirat und der Schwangerschaft im Moment zu schwierig erscheint. Der Mann hat die geplante 8monatige Ausbildung in den USA ebenfalls vorläufig verschoben. Im Gießen-Profil der Erstuntersuchung fällt die außerhalb des Normbereichs liegende Untersteuerung, die Dominanz und die soziale Potenz auf (Abb. 33). In der Nachuntersuchung sehen wir eine starke Zunahme des Depressivitätserlebens und eine Abnahme der sozialen Potenz. Diese Veränderungen sind einfühlbar, denn die berufliche Schwelle ist nicht genommen, die Loslösung von den Eltern nur über eine neue Bindung möglich gewesen.

Die Schwierigkeiten in der Schwangerschaftskonfliktberatung werden an diesem Fall deutlich. Die äußeren Umstände sind genauso ungünstig wie bei der ersten Schwangerschaft, aber jetzt wird sie ausgetragen.

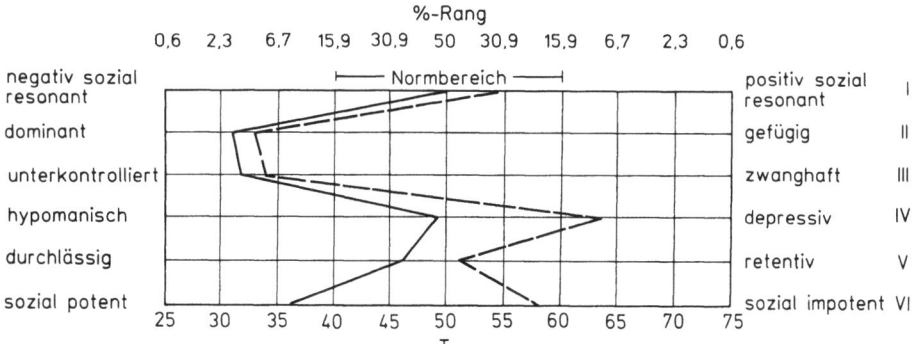

Abb. 33. Fall 112: Unfallverdacht. Erstuntersuchung (————) gegen Nachuntersuchung (- - - - -), 1. Abbruch

7.3 Konflikt nicht deutlich

Bei insgesamt 14 Patientinnen, die die Methode III oder IV praktizieren oder bei denen besondere Umstände vorliegen (s. Kap. 6.1), somit die Voraussetzungen für unsere Konflikthypothese erfüllen, ist es nicht gelungen, eine auslösende Konfliktsituation zu erarbeiten und/oder die Funktion der ungewollten Schwangerschaft zu verstehen. Die Frauen unterscheiden sich im Gießen-Profil von dem Rest der Patientinnen signifikant auf dem 1-%-Niveau in Skala I (Abb. 34), d. h. sie erleben mehr positive soziale Resonanz, können sich besser in Szene setzen. Dieser Umstand könnte dafür verantwortlich sein, daß es nicht gelang, eine auslösende Konfliktsituation zu finden.

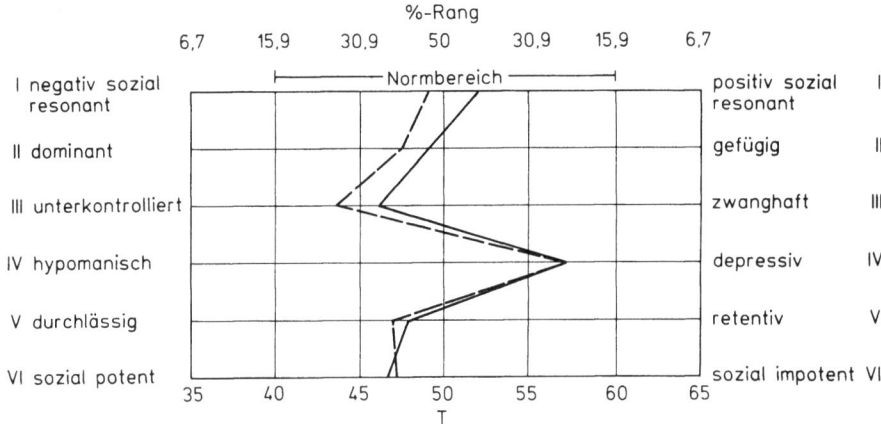

Abb. 34. Mittelwertprofile von 13 Interruptiopatientinnen mit „Konflikt nicht deutlich" (————) und 148 Interruptiopatientinnen mit anderen Konflikttypen (– – – –). Der Unterschied in Skala I ist signifikant

Nachuntersuchung

Von den 12 angeschriebenen Frauen antworten 10. In allen 10 Fällen besteht nach wie vor die gleiche feste Beziehung, davon haben in der Zwischenzeit 3 ihren Partner geheiratet. Eine Patientin wurde unter der Einnahme der Pille schwanger und trägt das Kind aus. Auffallend ist, daß 3 Frauen sich genauso nachlässig wie vorher schützen und alle 3 die nächste ungewollte Schwangerschaft wieder unterbrechen lassen würden. 5 Frauen schützen sich nach Methode I, davon würden 2 die nächste ungewollte Schwangerschaft austragen, 2 haben sich sterilisieren lassen. Keine Patientin gibt an, den Eingriff schlecht verkraftet zu haben.

Die Widersprüchlichkeit des Antikonzeptionsverhaltens ist geblieben, dennoch werden die vermuteten Konflikte bei der Nachuntersuchung nur teilweise deutlicher (s. Fallbeispiel 229).

Im Gießen-Profil ergibt sich in der Nachuntersuchung gegenüber der Erstuntersuchung ein signifikanter Unterschied in Skala I, II und IV (Abb. 35). Die Patientinnen erleben jetzt noch mehr positive Resonanz, sind weniger gefügig und weniger depressiv. Die Patientinnen unterscheiden sich in der Nachuntersuchung gegenüber den anderen Patientinnen hochsignifikant in Skala I und IV – in der Erstuntersuchung ist der Unterschied lediglich signifikant –, d.h. sie erleben mehr positive soziale Resonanz und schätzen sich nicht so depressiv ein. Die stabile Beziehungssituation, die positive Verarbeitung des Eingriffs sowie das Gießen-Profil sprechen im Gegensatz zum Antikonzeptionsverhalten nicht für einen spezifischen Konflikt der Patientinnen.

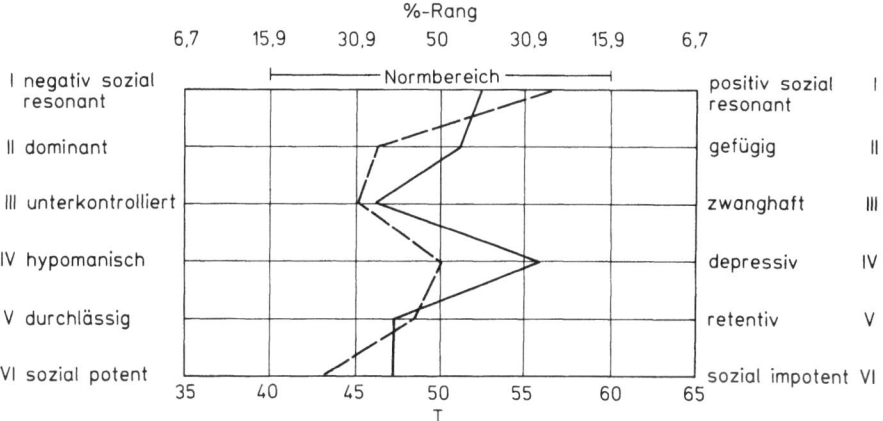

Abb. 35. Mittelwertprofile der Selbstbilder von 10 Interruptiopatientinnen mit „Konflikt nicht deutlich" in der Erstuntersuchung (———) und in der Nachuntersuchung (– – – –). Die Unterschiede in Skala I, II und IV sind signifikant

Fall 229 – Konflikt nicht deutlich – Verdacht auf Alterskonflikt

Die 44jährige Montiererin in der Funktion eines Gruppenleiters hat mit 26 Jahren einen 3 Jahre jüngeren Kraftfahrer geheiratet. Die Ehe bleibt kinderlos. Zuerst haben sie keine Kinder gewollt, denn sie hätten sich Verschiedenes anschaffen müssen, dann sei es plötzlich aufgrund ihres Alters zu spät gewesen. Vor 10 Jahren hätte sie eine Schwangerschaft noch ausgetragen. Bei Ablehnung des Antrags auf Schwangerschaftsunterbrechung würde sie den Abbruch illegal machen lassen. Die ganzen Ehejahre schützten sie sich nach Knaus oder praktizierten Coitus interruptus.

Ihr Mann führt Buch und errechnet die fruchtbaren und unfruchtbaren Tage, worauf sie sich völlig verläßt. Daß sie bisher nie schwanger wurde, hat sie nie belastet. Die jetzige Schwangerschaft kommt für sie völlig überraschend, da sie sich in den Wechseljahren glaubt und an der Buchführung ihres Mannes keinen Zweifel hat. Ihr Mann hat ihres Wissens nach bisher kein Kind gezeugt. Ihre Ehe bezeichnet sie überzeugend als gut. Versuchungs- oder Versagungssituationen können nicht eruiert werden. Die Zuordnung zu der Kategorie „Alterskonflikt" ist nicht eindeutig möglich, da die Patientin vom Alter her sich in den Wechseljahren befindet, aber keine Beunruhigungen, auffallende Veränderungen oder entsprechende Äußerungen ihrer Umgebung zu erkennen sind, ihr Mann das Antikonzeptionsverhalten bestimmt und der Umstand, daß sie nie schwanger war, sie nicht belastet hat. Es ist auch denkbar, daß sich in der Schwangerschaft der Konflikt des 3 Jahre jüngeren Mannes ausdrückt, der bisher nicht gezeugt hat. Vielleicht hat er weitgehend unbewußt seine Buchführung manipuliert und dadurch die Schwangerschaft verursacht.

In der Nachuntersuchung gibt die Patientin an, den Eingriff gut verkraftet zu haben. Berufliche, gesundheitliche oder partnerschaftliche Veränderungen liegen nicht vor. Eine erneute Schwangerschaft würde sie wieder unterbrechen lassen. Seit der Interruptio schützt sie sich ohne Pause mit der Pille – in der Zwischenzeit ist sie 46 Jahre alt – und erwägt jetzt eine Sterilisation. Im Gießen-Profil fallen die großen Unterschiede zwischen Erst- und Nachuntersuchung auf, die die ungewollte Schwangerschaft als einen einmaligen Durchbruch erscheinen lassen (Abb. 36).

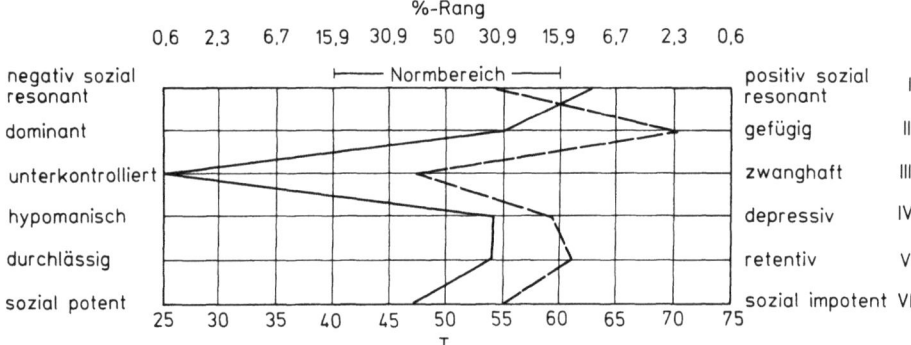

Abb. 36. Fall 229: „Konflikt nicht deutlich" – Verdacht auf Alterskonflikt. Hauptuntersuchung (————) gegen Nachuntersuchung (– – – –)

7.4 Verteilung der unklaren Situationen

Tabelle 14. Verteilung der unklaren Situationen

	Erstuntersuchung	Nachuntersuchung
Echte Unfälle	13 (7,5%)	14 (8,0%)
Unfallverdacht	14 (8,0%)	24 (13,8%)
Konflikt nicht deutlich	14 (8,0%)	18 (10,3%)

8 Zusammenfassende Darstellung der Nachuntersuchung

8.1 Schwerpunkte der Nachuntersuchung

a) Vergleich der Gießen-Profile Erstuntersuchung gegen Nachuntersuchung
b) Verlauf der Beziehungssituation
c) Ist in der Zwischenzeit eine geplante oder ungeplante Schwangerschaft eingetreten? Wenn ja, von welchem Partner und welchen Verlauf hat diese Schwangerschaft genommen?
d) Das Antikonzeptionsverhalten nach der Interruptio
e) Wie ist die Interruptio seelisch verkraftet worden?
f) Wie würde die Entscheidung jetzt aussehen, wenn in der jetzigen Situation sich eine ungewollte Schwangerschaft einstellen würde?
g) Verlauf der Ausbildungs- und Berufssituation
h) Welche Krankheiten sind in der Zwischenzeit aufgetreten?
i) Überprüfung der bei der ersten Untersuchung angegebenen Abbruchhäufigkeit.

8.2 Vergleich der Gießen-Profile

In der Erstuntersuchung unterscheiden sich varianzanalytisch im Gießen-Test die 108 Patientinnen, die geantwortet haben, nicht von den 27, die nicht geantwortet haben, außer in Skala I (Abb. 37). Über weitere Unterschiede s. Kap. 7 Abs. 3.
Die Gießen-Profile der 108 Patientinnen der Nachuntersuchung unterscheiden sich varianzanalytisch von den Gießen-Profilen der 108 in der Erstuntersuchung hochsignifikant in Skala I – Zunahme der positiven Resonanz –, in Skala II auf dem 5,41-%-Niveau – Abnahme der Dominanz – und in Skala IV auf dem 6,5-%-Niveau – Abnahme der Depressivität – (Abb. 38). Die 108 Patientinnen, die antworten, unterscheiden sich in der Erstuntersuchung von der Eichstichprobe hochsignifikant in Skala III, IV und signifikant in Skala II und in der Nachuntersuchung hochsignifikant in Skala II, III und IV und signifikant in Skala I (Abb. 39). Das bedeutet, daß die Selbsteinschätzung der Patientinnen von der Erst- zur Nachuntersuchung im Vergleich zur Eichstichprobe weitgehend unverändert geblieben ist, mit Ausnahme der Skala I. Die Veränderungen – Erstuntersuchung gegen Nachuntersuchung – lassen sich unter dem Einfluß der damaligen Anamnesesituation und durch die Belastung des Eingriffs verstehen. Die Anamnesesituation und die Einholung der Genehmigung zum Schwangerschaftsabbruch fördert aufgrund der Abhängigkeit eine gewisse Gefügigkeit und macht es den Patientinnen schwer, positive Resonanz zu erle-

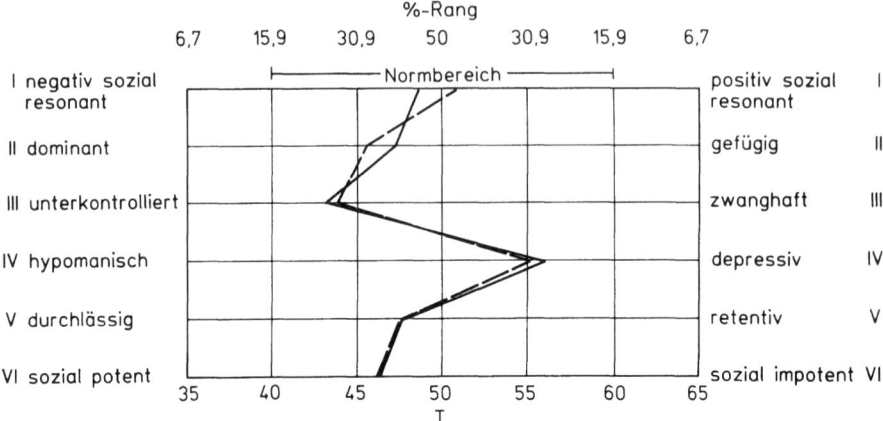

Abb. 37. Mittelwertprofile der Selbstbilder von 108 Interruptiopatientinnen in der Erstunter-suchung (————) und in der Nachuntersuchung (– – – –). Der Unterschied in Skala I ist hochsignifikant

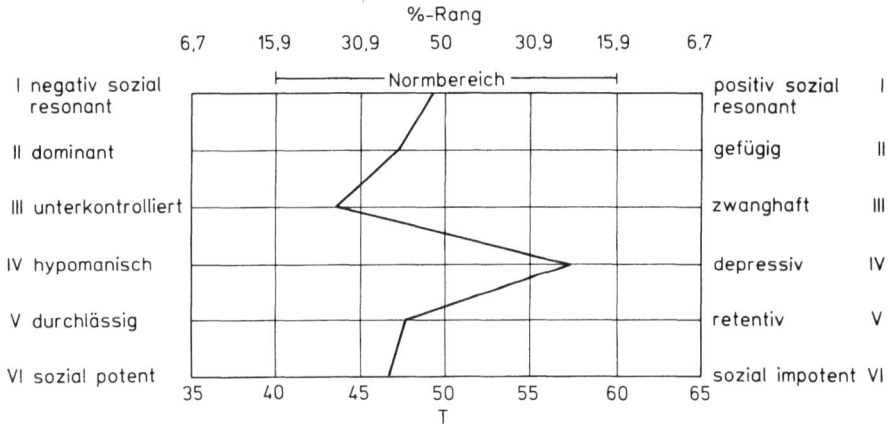

Abb. 38. Mittelwertprofile der Selbstbilder von 108 Interruptiopatientinnen in der Erstunter-suchung im Vergleich zur Eichstichprobe (————). Der Unterschied in Skala II ist signifi-kant, in Skala III und IV hochsignifikant

ben. Die Abnahme der Depressivität hängt direkt mit dem geplanten Eingriff zusammen, dennoch besteht ein hochsignifikanter Unterschied zur Eichstich-probe, der nicht mehr mit dem Eingriff zu erklären ist.

8.3 Beziehungssituation

In der Erstuntersuchung haben von den Antworterinnen
a) 110 Frauen vor dem Eingriff eine feste Beziehung,
b)   15 Frauen vor dem Eingriff keine feste Beziehung.

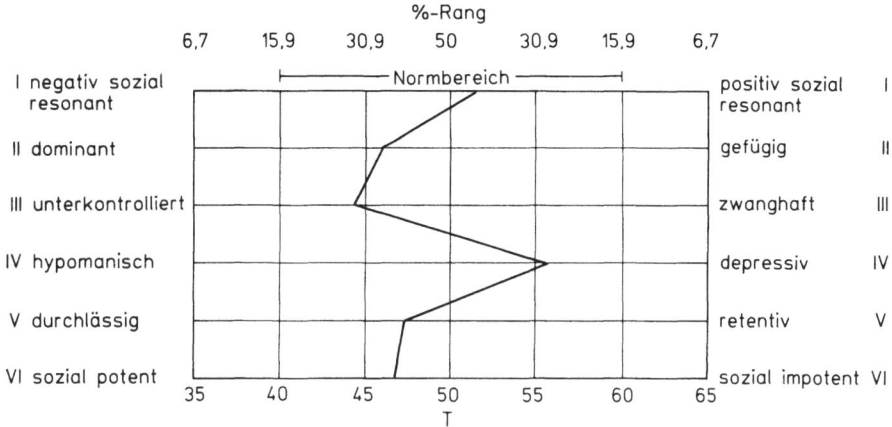

Abb. 39. Mittelwertprofile der Selbstbilder von 108 Interruptiopatientinnen in der Nachuntersuchung im Vergleich zur Eichstichprobe (————). Der Unterschied in Skala I ist signifikant, in Skala II, III und IV hochsignifikant

– Von den Frauen mit fester Beziehung haben
   88 (80,8%) Frauen eine unveränderte Beziehung;
   13 (11,8%) Frauen trennen sich von ihrem festen Partner und haben zur Zeit der Nachuntersuchung keine feste Beziehung – davon sind 2 verheiratet;
    9 (8,2%) Frauen von einer festen Beziehung in eine andere feste Beziehung gewechselt – davon ist keine verheiratet.

– Von den Frauen ohne feste Beziehung haben
    9 (60%)   Frauen im Gegensatz zu vorher eine feste Beziehung,
    6 (40%)   Frauen wie zur Zeit der Interruptio keine feste Beziehung.

Insgesamt 22 (20%) Frauen trennen sich in der Zwischenzeit von ihrem damaligen Partner. Die Zahlen zeigen, daß der Trennungsproblematik bei ungewollten Schwangerschaften doch eine besondere Bedeutung zukommt. Überrascht hat, daß 60% der Frauen, die vor dem Eingriff keine feste Beziehung hatten und geantwortet haben, jetzt eine feste Beziehung haben. Diese Entwicklung läßt sich als ein Reifeschritt interpretieren, der durch die Schwangerschaft und den Abbruch in Gang gesetzt wird.

8.4 Erneute gewollte oder ungewollte Schwangerschaft nach der Interruptio

12 (11,4%) Frauen sind in der Zwischenzeit wieder schwanger geworden, davon sind 3 Schwangerschaften geplant und 9 ungeplant. Bei weiteren 4 (3,8%) Frauen besteht ein aktueller Kinderwunsch, alle wollen oder haben bereits ausgetragen. 2 der 12 Frauen, die schwanger sind und austragen, haben sowohl

jetzt als auch zur Zeit der Konzeption keinen festen Partner. Eine davon hat die Schwangerschaft geplant, die andere hat es darauf ankommen lassen. Beide überkommt nach der Interruptio eine Art Torschlußpanik. In einem dieser 2 Fälle unterstützen die Eltern die Schwangerschaft. Von den 10 Frauen mit festem Partner ist es in 9 Fällen derselbe Vater wie bei der letzten Schwangerschaft. Von den 12 Schwangerschaften enden 2 mit einer Fehlgeburt, was die negativen Konsequenzen eines Abbruchs auf den Verlauf nachfolgender Schwangerschaften unterstreicht.

Keine einzige Frau, die antwortet, läßt in der Zwischenzeit wieder einen Abbruch vornehmen. Bei einem Verhältnis von 1:5,7 der Frauen mit mehreren Abbrüchen zu denen mit einem Abbruch, wären unter Berücksichtigung des zeitlichen Abstandes zwischen erstem und zweitem Abbruch aus der Erstuntersuchung der sterilisierten und der erneut schwanger gewordenen Frauen 5 bis 10 erneute Abbrüche zu erwarten gewesen. Aufgrund einer Fremdanamnese weiß ich, daß eine der 27, die nicht antworten, wieder einen Abbruch machen ließ, eine andere geplant schwanger ist und austrägt. Auffallend ist, daß 4 der 12 schwanger gewordenen Frauen in der Erstuntersuchung der Konfliktgruppe „Kritische Periode" angehören, wogegen die restlichen 8 Frauen sich gleichmäßig auf die übrigen Konfliktgruppen verteilen.

Bei der Überprüfung der Frage, ob die damaligen Beweggründe zur Interruptio bei der jetzigen realisierten oder geplanten Schwangerschaft nicht mehr vorhanden sind, ergibt sich für die Schwangeren und die Frauen mit aktuellem Kinderwunsch, daß dies in 9 von 16 Fällen zutrifft, z. B. durch abgeschlossene Ausbildung; in 7 Fällen bestehen die damaligen ungünstigen Umstände weiter, werden aber jetzt anders eingeschätzt und erlebt, was die Schwierigkeiten verdeutlicht, den Entscheidungsprozeß zum Abbruch oder zum Austragen kognitiv verstehen zu wollen.

8.5 Das Antikonzeptionsverhalten nach der Interruptio

Da die Interruptio keine positive Erfahrung ist, ist anzunehmen, daß sich das Antikonzeptionsverhalten deutlich in Richtung „sicher" verändern wird. Bei der Einschätzung des Antikonzeptionsverhaltens wird die bereits dargestellte Einteilung benutzt, aber Methode III und IV zusammengefaßt, da sie bei nichterfolgter Konzeption oft nur schwer zu unterscheiden sind und sich die Patientinnen schlecht erinnern. Die Frage entfällt für die sterilisierten Frauen, die Frauen mit Kinderwunsch, die Schwangeren, für die 5 Patientinnen, die seither keinen sexuellen Kontakt haben, für eine Patientin, die sich nachträglich hat sterilisieren lassen, für eine Patientin, bei der sich der Mann sterilisieren ließ sowie für die Frauen, die sich in der Erstuntersuchung mit Methode I und II geschützt haben. Übrig bleiben insgesamt 70 Frauen, die in der Hauptuntersuchung Methode III oder IV benutzt haben. Davon praktizieren in der Nachuntersuchung 45 (66%) die Methode I, 10 (14%) die Methode II und 15 (20%) die Methode III.

Die Verbesserung im Antikonzeptionsverhalten ist deutlich, wobei das Verhalten der 15 Frauen, die Methode III praktizieren, wiederum einer Erklärung bedarf, die die Frauen selbst nicht geben können. Ihr Antikonzeptionsverhalten drücken sie wie folgt aus: „Nachlässig wie eh und je, gar nicht, nach Gefühl, nichts dazugelernt." Bemerkenswert ist, daß bei 3 Frauen aus der Gruppe „Unfallverdacht" sich das Antikonzeptionsverhalten von Methode II auf Methode III verschlechtert hat. Bei Verbesserung des Antikonzeptionsverhaltens sind die Antworten häufig mit der Bemerkung verbunden, daß so etwas wie damals nicht mehr vorkomme.

8.6 Das hypothetische Verhalten bei erneuter ungewollter Schwangerschaft

Auf die Frage, wie die Entscheidung bei einer erneuten ungewollten Schwangerschaft in der jetzigen Situation aussehen würde, antworten 32 von den insgesamt 86 davon betroffenen Frauen, sie würden erneut eine Interruptio machen lassen, 18 sind unsicher und 36 würden die Schwangerschaft austragen. Von diesen 36 haben 3 ihren Kinderwunsch realisiert. Das Ergebnis zeigt deutlich die Betroffenheit der Frauen.

8.7 Zusammenhänge zwischen dem unsicheren Antikonzeptionsverhalten – Methoden III und IV – und dem Verhalten bei erneuter ungewollter Schwangerschaft

Von besonderem Interesse sind die Absichten der Frauen, die lediglich die Methoden III und IV benutzen, bei erneuter ungewollter Konzeption. Von diesen 15 Frauen, die wiederum ein hohes Risiko eingehen, würden 11 wieder eine Unterbrechung machen lassen. Eine ist sich unsicher und 3 würden austragen. 4 von den 11 Frauen haben bereits 2 oder mehr Abbrüche hinter sich. Bei der Betrachtung der Verteilung dieser Frauen auf die einzelnen Konfliktgruppen fällt auf, daß der „Trennungskonflikt" und „Konflikt nicht deutlich" jeweils 3mal vorkommt bei den Frauen, die jetzt Methode III praktizieren und somit häufiger vertreten sind als andere Konfliktgruppen. 10 von den 11 Frauen, die unterbrechen würden, haben einen festen Partner und ihre Kinderwunschplanung abgeschlossen. Von den 11 Frauen haben 4 unter dem Eingriff gelitten.

8.8 Verlauf der Ausbildungs- und Berufssituation

Hier gibt es größere Veränderungen. 90% der Frauen in Ausbildung haben in dem vorgegebenen Zeitraum ihre Ausbildung wie beabsichtigt beendet. Somit hat der Abbruch seine Berechtigung demonstriert.

8.9 Krankheiten, die in der Zwischenzeit auftraten

Die Antworten lassen sich sehr schwer auswerten, da die Abgrenzung zu früher durchgemachten Krankheiten nicht scharf genug ist. Von der Tendenz fällt auf, daß die Frauen, die angeben, den Eingriff ganz hervorragend verkraftet zu haben, häufiger von Krankheiten oder Unfällen betroffen sind und zugleich von sich aus jeden Zusammenhang mit der Interruptio von sich weisen.

8.10 Die psychische Verarbeitung des Eingriffs

Auf die direkte Frage, wie sie den Eingriff seelisch verkraftet haben, antworten von den in der Zwischenzeit nicht schwanger gewordenen Frauen 72 (63,8%) spontan mit gut. 29 Frauen (25,8%) leiden unter dem Eingriff in unterschiedlicher Weise bis zu einem Jahr, häufig in der Form, daß sie bei bestimmten Gelegenheiten immer wieder an den Eingriff denken müssen. Metaphorisch drückt eine Patientin das so aus: „Es ist halt keine Warze, die man wegmachen läßt."

12 (10,4%) Frauen leiden bis zum Tag der Nachuntersuchung unter dem Eingriff, davon bereut ihn aber nur eine. Dieses Leiden vermag ausgeprägte Formen anzunehmen, so wird der errechnete Geburtstermin als Geburtstag betrachtet und in Trauer verbracht, oder die Monate werden gezählt, die das Kind jetzt alt sein könnte.

8.11 Überprüfung der Abbruchhäufigkeit

Eine Frau hat in der Nachuntersuchung mitgeteilt, daß sie früher bereits eine Unterbrechung gehabt hat, eine andere, daß der damalige Abbruch nicht der zweite, sondern der dritte gewesen ist.

8.12 Die Patientinnen, die nicht geantwortet haben

27 (7,7%) der Patientinnen antworten nicht, davon verweigern 3 die Antwort schriftlich oder telefonisch. Von den restlichen 24 Nichtantworterinnen ist auch keine Telefonnummer zu eruieren. Geht man davon aus, daß die Patientinnen einen Grund haben, nicht zu antworten ist anzunehmen, daß die Aussagen in ihrer Relation zueinander nur eingeschränkt als gültig anzusehen sind. Gut vorstellbare Gründe für eine Antwortverweigerung sind Gefühle der Scham, daß in der Zwischenzeit wieder ein Abbruch durchgeführt worden ist, belastende Beziehungsveränderungen, besonders schmerzhafte Verarbeitung des Eingriffs und daher ein Nichterinnernwollen. Aber auch ein schlichtes Verbummeln oder Vorsichherschieben muß in Betracht gezogen werden.

Im varianzanalytischen Vergleich zwischen den Nichtantworterinnen aus der Erstuntersuchung mit den Antworterinnen aus der Erstuntersuchung zeigt sich ein signifikanter Unterschied in Skala I, d.h., die Nichtantworterinnen erleben in der Erstuntersuchung weniger positive soziale Resonanz als die Ant-

worterinnen. Das bedeutet, daß die Nachuntersuchung mit der Erstuntersuchung im Gießen-Profil auf Veränderungen hin verglichen werden kann trotz
der fehlenden 27 Patientinnen. Die Veränderungen würden bei Vorliegen der
fehlenden 27 Antworten nicht viel anders ausfallen mit Ausnahme der Skala I.
Unter Einbeziehung der fehlenden 27 Patientinnen würde die positive soziale
Resonanz wahrscheinlich noch stärker sein.

Im Chi-Quadrat-Test zeigt sich kein signifikanter Unterschied für die einzelnen Konfliktgruppen zwischen Antworterinnen und Nichtantworterinnen.
Bei der Nachuntersuchung fällt auf, daß keine einzige Frau einen erneuten Abbruch hat machen lassen. Bei der Erstuntersuchung geben 16 Frauen an, daß
sie in dem davorliegenden Zeitraum von 2 Jahren einen Abbruch gehabt haben. Entsprechend dieser Angaben sind erneute Abbrüche zu erwarten. Aufgrund von zwei Fremdanamnesen wissen wir über die Patientengruppe, daß
eine Patientin schwanger wurde und austrägt. Ihr Konflikt ist damals nicht
deutlich geworden, da eine fragwürdige medizinische Indikation vorlag. Eine
andere mit dem Konflikt „Schwellensituation" ist ebenfalls erneut schwanger
geworden und ließ einen Abbruch machen.

Aufschluß über die Gründe des Nichtantwortens ergibt die Betrachtung der
12 Patientinnen, die ebenfalls nicht geantwortet haben, aber von mir angerufen
werden. 1 Patientin lehnt jede Auskunft ohne Angabe von Gründen ab, 2 geben auf die Frage, warum sie nicht geantwortet haben, an, daß sie an den Abbruch nicht mehr erinnert werden wollen. Die übrigen 9 Frauen, von denen
eine im 9. Monat schwanger ist, haben die Anschreiben nach ihren Angaben
schlicht verschlampt. Überträgt man diese Angaben sowie die ermittelten sozialen Daten auf die Nichtantworterinnen, so ist keine wesentliche Veränderung in der Relation der Antworten zu erwarten.

Bei der Betrachtung der Verteilung der Nichtantworterinnen fällt auf, daß,
je länger der Abbruch zurückliegt, desto häufiger keine Antwort erfolgt, denn
die Wahrscheinlichkeit einer erneuten ungewollten Schwangerschaft wächst
mit dem zeitlichen Abstand zum letzten Abbruch. Ein größerer Zeitabstand bedingt auch eine Abnahme der persönlichen Beziehungs- und Verpflichtungsge-
fühle, die damalige Zusage einzulösen. Teilt man die Patientinnen von Beginn
der Untersuchung bis zum Ende in 3 gleiche Gruppen auf, so befinden sich
von den Nichtantworterinnen in Gruppe 1, deren Abbruch am längsten zurück-
lag, 14, in Gruppe 2 7 und in Gruppe 3 6 Frauen.

Daß es sich um einen problematischen Patientenkreis handelt, wird daran
deutlich, daß in der Gruppe der Nichtantworterinnen 8 Frauen mit mehreren
Abbrüchen vertreten sind, das sind erheblich mehr als nach der Gesamtverteilung zu erwarten ist, und daß 6 Frauen der Nichtantworterinnen beim letzten
Abbruch ohne Partner sind, ist ebenfalls mehr als von der Gesamtverteilung
her zu erwarten ist. Bei den Nichtantworterinnen fehlen die Konfliktsituationen „Kritische Periode", „Reaktion auf Trennung", „Archaisches Aufbäumen" und „Unfallverdacht". Lediglich eine Patientin von 20, die sich sterilisieren ließen, gehört zu den Nichtantworterinnen. Weiterhin sind bei den Nichtantworterinnen die Frauen mit mehr als 2 Kindern deutlich überrepräsentiert.
Sie werden abgesehen von ihrer starken Arbeitsbelastung der Fragestellung
dieser Arbeit nicht viel Bedeutung zumessen.

Zusammenfassend läßt sich sagen, daß in dieser problematischen Gruppe sich Patientinnen befinden werden, die in der Zwischenzeit einen erneuten Abbruch durchführen ließen oder den Abbruch als besonders leidvoll in Erinnerung haben. Die Aussagen treffen aber nicht für die Gesamtheit der Nichtantworterinnen zu, so daß nicht von einer grundlegenden Veränderung in der Relation der Antworten zueinander auszugehen ist.

8.13 Betrachtung von 2 Extremgruppen

8.13.1 Patientinnen, die wieder schwanger wurden oder jetzt schwanger werden möchten

Von Interesse sind Parameter, mit deren Hilfe sich vorhersagen läßt, ob auf die Unterbrechung der Schwangerschaft gleich wieder eine Schwangerschaft folgt, die ausgetragen wird. Von 16 Patientinnen – 12 waren oder sind erneut schwanger, 4 haben einen aktuellen Kinderwunsch – weisen 3 starke Verwahrlosungszüge auf, eine weitere ist stark neurotisch, daher lassen sich über die 4 Patientinnen nur eingeschränkt diesbezügliche Aussagen machen. Die restlichen 12 Patientinnen bringen alle deutlich zum Ausdruck, daß sie „eigentlich" gegen den Abbruch waren, aber aufgrund der ablehnenden Haltung des Mannes und/oder der augenblicklichen beruflichen/finanziellen Situation sich dann doch zu dem Eingriff entschlossen haben. Die berufliche/finanzielle Situation hat sich meist in der Zwischenzeit nur unwesentlich gebessert, im Gegensatz zur partnerschaftlichen Situation – so haben 5 von ehemals 8 Unverheirateten in der Zwischenzeit geheiratet. Diese Angaben verweisen noch einmal auf den Zusammenhang zwischen ungewollter Schwangerschaft und Partnerschaftsproblematik.
    Es ist daher sinnvoll, vor allem bei Frauen die erkennen lassen, daß sie „eigentlich" dagegen sind, den Partner unbedingt in die Beratung miteinzubeziehen, um dadurch eine Klärung der vielschichtigen Beziehungsstrukturen zu beschleunigen und/oder herbeizuführen.
    Auf die Frage in der Erstuntersuchung, ob sie bei Ablehnung des Antrages auf Unterbrechung die Unterbrechung auch illegal machen ließen, antworten 10 dieser 12 Patientinnen mit ja. Das bedeutet, daß das Maß der Ablehnung, gemessen an der Bereitschaft, die Unterbrechung auch illegal machen zu lassen, nichts darüber aussagt, ob die Patientinnen bald wieder schwanger werden. Bei 4 der 12 Frauen ließ sich keine auslösende Konfliktsituation im engeren Sinne finden. Sie fielen lediglich dadurch auf, daß sie innerhalb der letzten 2 Jahre entbunden haben (s. Kap. 6 Abschn. 13). Die ungewollte Schwangerschaft wird hier als Ausdruck verstärkter regressiver Bedürfnisse verstanden.

8.13.2 Patientinnen, die den Eingriff schlecht verkraftet haben

Nur 12 (9,6%) Patientinnen geben an, den Eingriff schlecht verkraftet zu haben. Davon ging in 8 Fällen die Beziehung zum Zeitpunkt der Konzeption oder nach der Interruptio auseinander. Daher ist nicht zu unterscheiden, ob die leidvolle Verarbeitung des Eingriffs durch die Trennung oder durch die Interruptio bedingt ist. Von den 3 Patientinnen, die damals wie jetzt in einer guten Beziehung leben, befinden sich 2 in beruflich-partnerschaftlichen Schwellensituationen, die sie in der Zwischenzeit überwunden haben. Die Überwindung der beruflichen Schwellensituation – Abitur und Physikum – führt aber nicht zu einer definitiven Veränderung, sondern lediglich zur nächsten großen Schwelle – Ausbildungsabschluß und Eintritt ins Berufsleben.

Die dritte Patientin mit guter Beziehung hat 11 Monate vor der letzten Interruptio eine Tochter zur Welt gebracht, die unter einer lebensbedrohlichen Krankheit leidet. Aufgrund dieser Belastung und weil die Entstehung der Krankheit noch nicht abgeklärt ist, entschließen sich die Eltern zum Abbruch. Bei der Nachuntersuchung ist keine Änderung eingetreten. Die Verarbeitung des Eingriffs läßt sich vom Schicksal der Tochter nicht trennen.

Eine Patientin hat 16 Monate vor der Interruptio entbunden und gehört in die Gruppe „Schwangerschaft innerhalb von 2 Jahren". Daß diese Gruppe besonders gefährdet ist, wurde bereits erwähnt.

Zusammenfassend läßt sich sagen, daß eine negative Verarbeitung des Eingriffs dann zu erwarten ist, wenn der Abbruch mit einer Trennung zusammenfällt.

8.14 Zusammenfassung und Diskussion der psychischen und sozialen Konsequenzen einer Interruptio

Für die den Schwangerschaftsabbruch durchführenden Ärzte, die Gesetzgeber und Berater ist die Frage nach der psychischen und physischen Verarbeitung eines Abbruchs von handlungsbestimmender Bedeutung. Neben den aufgeführten körperlichen Risiken, die von den Patientinnen in Kauf genommen werden, besteht die Gefahr, daß der Eingriff psychisch bewußt oder unbewußt nicht verarbeitet wird und so zu einer dauerhaften psychischen Belastung mit allen Konsequenzen der Lebensgestaltung führen kann, oder daß der nicht verarbeitete Konflikt auf der psychosomatischen Ebene ausgetragen wird.

Für die Beurteilung der Problematik ist von entscheidender Bedeutung, ob die Nichtverarbeitung ein strukturspezifisches Persönlichkeitsproblem ist oder ob der Eingriff aufgrund der einmaligen Bedeutung einer Schwangerschaft nicht verarbeitet werden kann. Da die Gefahr der Somatisierung besteht, ist die Verarbeitung in solchen Fällen besonders schwierig zu beurteilen, denn die Patientinnen geben an, sich psychisch wohl zu fühlen und erkennen nicht den Zusammenhang mit ihrem körperlichen Leiden.

In der Literatur wird der Anteil der Frauen, die als Folge des Abbruchs einer psychiatrischen Behandlung bedürfen, bei Ekblad (1953), Jansson (1965) mit ungefähr 1% angegeben, bei David et al. (1981) mit 0,15%. Demgegenüber stehen Frauen, die mit einer erheblichen Verbesserung ihres psychischen Zustandes reagieren (Niswander et al. 1972). David et al. (1981) verglichen 10 000 Frauen, die einen Abbruch machen ließen oder die Schwangerschaft austrugen, in bezug auf die Einweisungshäufigkeit in eine psychiatrische Klinik mit

10 000 nichtschwangeren Frauen im gebärfähigen Alter und im gleichen Zeitraum. 12 der 10 000 schwangeren Frauen und 7 der von den 10 000 nichtschwangeren Frauen wurden im Untersuchungszeitraum in eine psychiatrische Klinik eingewiesen. Die Einlieferungsquote ist bei den Getrenntlebenden, den Geschiedenen und Verwitweten, die einen Abbruch machen ließen, 4mal höher als bei den Frauen mit gleicher Beziehungskonstellation, die die Schwangerschaft austrugen.

Frank (1982) weist in einer großen englischen Untersuchung – Vergleich zwischen Frauen, die ungewollt schwanger werden und sich zur Interruptio entscheiden, mit Frauen, die ungewollt schwanger werden, sich aber zum Austragen entscheiden, – darauf hin, daß die Frauen, die sich für einen Abbruch entscheiden, signifikant häufiger unter „mental illness" leiden. Die Diagnose wird in dieser Untersuchung vom „General practioner" gestellt, der sie zum Psychiater überweist.

Buck (1976) schreibt in seiner Literaturübersicht, daß die Mehrheit der Frauen das Ereignis subjektiv als positiv, im Sinne von Erleichterung, bewerten, aber viele mit leichter bis mäßiger Reue, Schuldgefühlen sowie Selbstvorwürfen kämpfen, die in der Regel innerhalb eines Jahres verarbeitet werden. Zu ähnlichen Ergebnissen kommen Brody et al. (1971), Ford et al. (1972), Perez-Reyes u. Falck (1973) sowie Ashton (1980), die feststellen, daß mit zunehmendem zeitlichen Abstand vom Eingriff sich das psychische Befinden normalisiert.

Bönitz (1979) versucht, diskriminanzanalytisch valide Prädiktoren aus den Extremgruppen herauszufiltern, um eine Vorhersage über die Verarbeitung treffen zu können. Als Parameter für die Extremgruppen nimmt er deutliche Verbesserung und deutliche Verschlechterung des psychischen Befindens nach der Interruptio. Danach kommt die problematische Patientin aus einer intakten Familie, wird als erstes Kind geboren, ist eher ledig, arbeitet in einer unteren Stellung ohne Berufsausbildung. Laut Bönitz (1979) besteht ein Zusammenhang zwischen der Rollenpluralität und dem Selbstbefinden, denn mit zunehmender Rollenpluralität fehle die bewußtseinsfüllende Breite einer Rolle. Die Verschlechterung des psychischen Befindens ist nach seiner Meinung weitgehend durch diese Rollenproblematik – fehlende Rollenpluralität – bestimmt. Einschränkend sei zu der von Bönitz angewandten Methode vermerkt, daß die Verbesserung oder Verschlechterung bereits ein paar Tage nach der Interruptio gemessen wurde.

Grewe (1968) gibt in seiner Nachuntersuchung an, daß bei 54,2% der Frauen keine subjektiven Klagen oder objektive Folgesymptome festgestellt werden konnten. Bemerkenswert ist jedoch, daß von den 99 Frauen seiner Vergleichsgruppe, deren Antrag auf Schwangerschaftsabbruch aus medizinischen Gründen zwischen 1965 bis 1967 abgelehnt wurde – nur 71 das Kind lebend ausgetragen haben, in 8 Fällen gab es eine Früh- oder Totgeburt und in 20 Fällen einen Abort.

Belsey et al. (1977), Diederichs (1980) weisen darauf hin, daß die Nichtverarbeitung auf dem Hintergrund einer schon vorher seelisch gestörten Persönlichkeit gesehen werden muß. Von großer Bedeutung ist die Erarbeitung von Risikofaktoren, die eine negative Verarbeitung des Abbruchs erwarten lassen.

Dazu zählt Diederichs (1980) das Alter, ledig sein, gestörte Partnerbeziehungen und den Wunsch, nur Mutter zu sein. Friedmann et al. (1974) erwarten eine belastende Verarbeitung bei starken ambivalenten Gefühlen, bei einer medizinischen Indikation, bei schweren psychiatrischen Erkrankungen und bei dem Gefühl, nicht selbst entschieden zu haben. Darauf, daß das Gefühl, nicht selbst entschieden zu haben, zu einer erneuten Schwangerschaft führen kann, wurde in dieser Untersuchung schon hingewiesen.

Mosley et al. (1981) erwarten eine positive Verarbeitung in einem günstigen sozialen Umfeld und bei Unterstützung durch nahe Bezugspersonen.

Im Gießen-Profil der 108 Patientinnen, die geantwortet haben, zeigt sich im Vergleich zur Eichstichprobe im Depressivitätserleben immer noch ein hochsignifikanter Unterschied und im Vergleich zur Erstuntersuchung eine Abnahme auf dem 6,5-%-Niveau. Im Gegensatz dazu finden wir eine signifikante Zunahme der positiven sozialen Resonanz, deren geringer Wert in der Erstuntersuchung situationsbedingt sein wird. Die geringe Abnahme des Depressivitätserlebens wird vermutlich nichts mit der Verarbeitung des Eingriffs zu tun haben, sondern persönlichkeitsbedingt sein.

Nur 12 Frauen (9,6%) geben an, länger als 1 Jahr unter dem Eingriff gelitten zu haben, in Form von Heulkrämpfen und Gefühlen der Niedergeschlagenheit beim Anblick eines Babys. Die schlechte Verarbeitung ist von der mißlichen Beziehungssituation nicht zu trennen, denn bei 8 Patientinnen aus dieser Gruppe ging die Beziehung nach der Interruptio auseinander. Ein Zusammenhang zwischen der Beziehungssituation und der Verarbeitung des Eingriffs hat, wie bereits erwähnt, schon David et al. (1981) festgestellt. Bei Mall-Haefli et al. (1982) haben 8,3% den Eingriff schlecht verkraftet.

Die Antworten der Frauen, die teilweise kurz nach der Interruptio wieder schwanger wurden, können nur eingeschränkt verwertet werden, denn die erneute Schwangerschaft wird einen entscheidenden Beitrag zur Verarbeitung der Interruptio geleistet haben, die vielleicht erheblich belastender war, als zugegeben werden konnte. In einigen Fällen wurde die erneute Schwangerschaft als einziges Mittel angesehen, um die Interruptio zu verkraften. Die Angaben der 4 Patientinnen mit aktuellem Kinderwunsch können aus denselben Gründen nicht in die Beurteilung aufgenommen werden. Von den Patientinnen, die sich trennten, insgesamt 20%, gibt keine an, daß die vollzogene Interruptio Anlaß für die Trennung vom Partner gewesen sei. In der Untersuchung von Mall-Haefli et al. (1982) löst sich bei 30% die Beziehung nach der Interruptio auf, dabei bleibt unklar, wie die Patientinnen berücksichtigt wurden, deren Beziehung nach der Konzeption auseinandergegangen ist. Bemerkenswert bleibt, daß 9 von 16 Patientinnen, die vorher keinen festen Partner hatten, sich jetzt mit einer Ausnahme in einer befriedigenden Beziehung befinden. Vielleicht hat die Auseinandersetzung mit der Interruptio zu einer Veränderung oder Klärung der Bedürfnisse und Gefühle beigetragen.

Von den 39 Patientinnen, die die nächste ungewollte Schwangerschaft austragen würden, haben 33 ihren Kinderwunsch noch nicht realisiert. Der bestehende Kinderwunsch wird den Frauen jetzt deutlicher und prägnanter zum Ausdruck gebracht als dies bei der Anamneseerhebung der Fall ist.

Bei 6 Frauen hat die Interruptio so nachhaltig gewirkt, daß sie die nächste

ungewollte Schwangerschaft austragen würden, obwohl sie ihren Kinderwunsch bereits realisiert haben oder an sich keine Kinder möchten. 3 von ihnen geben an, den Eingriff gut verkraftet und 1 kurzfristig darunter gelitten zu
haben. Alle schützen sich seit der Interruptio mit Methode I oder II.

Aus diesen Daten läßt sich keine besondere Besorgnis über die Verarbeitung einer legalen Interruptio ableiten, weder bei der Betrachtung der psychischen Folgezustände, noch unter Einbeziehung der Beziehungsentwicklung
und der Einstellung zu folgenden Schwangerschaften und Kindern. Die Ergebnisse erhärten die Vermutung, daß es sich bei einer negativen Verarbeitung um
ein strukturspezifisches Persönlichkeitsproblem handelt. Einschränkend sei
noch einmal darauf hingewiesen, daß die Zahl der Frauen, die unter dem Eingriff gelitten haben, sich unter Einbeziehung der Nichtantworterinnen erhöhen
würde.

Noble (1972) stellt fest, daß die Folge einer Interruptio nach einer ungewollten Schwangerschaft nicht zur psychischen Auflösung führt, sondern daß
vor allem bei den Frauen, die anschließend ihr Konzeptionsverhalten ändern,
sich das Gefühl einstellt, eine wichtige, hilfreiche Erfahrung im Umgang mit
belastenden Situationen gemacht zu haben. Wir können dies weitgehend für
unsere Patientinnen bestätigen, die sich jetzt konsequenter schützen und die
nächste ungewollte Schwangerschaft austragen würden. Die überwiegende
Mehrheit (80%) bringt deutlich und sehr bestimmt zum Ausdruck, daß ein un-
genügender Schutz nicht mehr vorkomme (vgl. Ashton 1981) und an einen Abbruch nicht mehr zu denken sei. Noble (1972) kommt in ihrer Untersuchung
auf 90%. Die Einstellungsveränderung läßt sich als eine Klärung im Sinne einer Reifung interpretieren (vgl. Ashton 1980). Goldberg (1982) weist darauf
hin, daß bei legalen Abbrüchen Patientinnen hochmotiviert sind, Antikonzeptionsmittel zu akzeptieren im Gegensatz zu illegalen Abbrüchen. Dieses Antikonzeptionsverhalten sei von Dauer, und es komme deshalb langfristig zu einer
Abnahme der Abbrüche, was sich in der Schweiz abzeichnet (Gloor et al.
1982).

Die Bedeutung der Folgeschäden würde sich noch stärker relativieren,
wenn es gelänge, das Schicksal ungewollter Kinder der negativen Verarbeitung
entgegenzuhalten.

In der schwedischen Longitudinalstudie von Forssman u. Thuwe (1966)
zeigt sich, daß die Kinder von Müttern, denen eine Interruptio nicht genehmigt
wurde, signifikant höhere Verhaltensstörungen aufweisen. Eine Aufhebung der
Liberalisierung des § 218 würde in verstärktem Maße zu Muß-Ehen führen, die
in den letzten Jahren erfreulicherweise zurückgegangen sind im Gegensatz zu
den Ehescheidungen (Schwarz 1980).

Lukesch (1975) und Maspfuhl (1981) stellen überzufällige Zusammenhänge
zwischen Einstellungen von Schwangeren, die durch den SSG gemessen werden, ihrem somatischen Befinden und den Merkmalen ihrer Neugeborenen
fest.

Nachdenklich muß stimmen, daß etwa 1,5–2 Jahre nach dem Eingriff 12
(11,4%) Patientinnen wieder schwanger waren und 4 (3,8%) einen aktuellen
Kinderwunsch hatten, wobei 2 der 12 Schwangerschaften mit einer Fehlgeburt
endeten.

9 Faktorenanalyse von Gießen-Test und Belastungsbogen der Patientinnen aus Projekt I a

Die Faktorenanalyse von Gießen-Testskalen und den Fragen des Belastungsbogens ergibt 12 Faktoren, die nach der Varimax-Rotation entweder nur im Gießen-Test oder nur im Belastungsbogen hohe Ladungen aufweisen, mit Ausnahme der Skala IV im Gießen-Test und der Frage 17 im Belastungsbogen, d.h. die Patientinnen, die sich als sehr depressiv einschätzen, belastet die Schwangerschaftsunterbrechung sehr. Weitere Zusammenhänge zwischen der Einstellung zu bestimmten Lebenssituationen und den Selbstbildern lassen sich nicht herausarbeiten.

Bei der Faktorenanalyse des Belastungsbogens finden sich Muster, die teilweise in eine Beziehung gebracht werden können mit den beschriebenen Konfliktgruppen und dadurch zum Konfliktverständnis beitragen.

Die durch die Ladungshöhe zusammengehörenden Fragen des Belastungsbogens ergeben folgende Muster:

Faktor 1: ein paar Jahre nicht in Sommerurlaub fahren zu können;
ein paar Jahre selten (mit ihrem Mann) abends ausgehen zu können;
ein paar Jahre morgens selten lange im Bett liegen zu können;
ein paar Jahre nicht in den Winterurlaub fahren zu können;
ein paar Jahre selten mal allein wegfahren zu können.

Die Einschränkung dieser Möglichkeiten wird als sehr belastend erlebt. Die Patientinnen zeichnen sich durch eine ausgeprägte Beziehungsproblematik aus. Sie sind geschieden, haben Kinder von verschiedenen Vätern – obwohl sie an sich keine möchten –, mit denen sie zum Teil verheiratet waren. Schwangerschaft und Kind haben die Funktion, die emotionale Problematik (Leere), die häufig mit Selbstwertverlustgefühlen und Depressivität verbunden ist, zu überwinden. Zugleich löst der Überwindungsversuch soviel Angst aus, daß er wieder abgebrochen werden muß. Die Patientinnen haben auf der bewußten Ebene kein Gespür für ihre Problematik und nehmen bei der Erhebung der Anamnese eine vorwurfsvoll hysterisch anmutende Haltung ein. Ihre Partner sind ihnen beruflich eher unterlegen. Belastend sind für sie Situationen, die das Weggehen, aus den Problemen Fliehen einschränken. Die beschriebene intentionale Störung findet sich in den Konfliktgruppen „Störungen der weiblichen Geschlechtsidentität", „Schwellensituation", „Beziehungskonflikt" und „Verwahrlosungskonflikt".

Faktor 4: ein paar Jahre wenig Geld zu haben;
ein paar Jahre wenig sparen zu können;
ein paar Jahre nicht fest planen zu können;
ein paar Jahre sich wenig anschaffen zu können.

Die Patientinnen belastet kaum etwas, aber diese Situationen würden die Patientinnen überhaupt nicht belasten. Es handelt sich um ungemein duldsame Frauen, die zupacken können, die nicht klagen und keine unüberwindbaren Probleme kennen. Sie haben ein großes Geschick, sich einen Partner auszusuchen, der diese Fähigkeiten zuzupacken und zu dulden, immer wieder auf harte Proben stellt. Die beschriebenen Fähigkeiten machen verständlich, warum die angeführten Situationen sie überhaupt nicht belasten würden. Sie neigen an sich dazu, die Schwangerschaft auszutragen, wenn nur seitens des Partners etwas mehr Unterstützung und Mitarbeit zu erwarten wäre. In ihrer Herkunftsfamilie überwiegen die emotional wie formal schlechten Verhältnisse. Die Patientinnen gehören vor allem in die Konfliktgruppe „Eröffnungskonflikt".

Faktor 5: ein paar Jahre als Hausfrau tätig sein zu müssen;
          ein paar Jahre ihren Beruf (oder ihre derzeitige Tätigkeit) nicht ausüben zu können.

Diese Aussichten würden die Patientinnen stark belasten. Die Patientinnen kommen meist aus Familien, in denen der Vater gefallen, gestorben, geschieden und/oder getrennt von seiner Familie lebte. Waren beide Eltern anwesend, herrschte eher ein schlechtes Verhältnis zwischen ihnen vor. Sie treten selbständig und stark auf und haben eher Partner mit gleicher oder geringerer beruflicher Qualifikation. Der hohe Wert, den sie der Berufstätigkeit beimessen, wird im Zusammenhang mit ihrer Herkunftsfamilie stehen, da die Mütter meist berufstätig waren und sie bei Abwesenheit des Vaters selten Geborgenheit erleben konnten. Daher können sie sich aus kompensatorischen Gründen Zufriedenheit und Glück eher außerhalb der eigenen vier Wände vorstellen. Die Patientinnen gehören häufig den Konfliktgruppen „Störungen der weiblichen Geschlechtsidentität" und „Alterskonflikt" an. Das fortschreitende Alter führt dabei in eine typische Schwellensituation.

Faktor 8: ein paar Jahre 2- bis 3mal in der Woche im Schlaf gestört zu werden;
          ein paar Jahre stark in Anspruch genommen zu werden;
          ein paar Jahre wenig Ruhe zu haben;
          ein paar Jahre nicht fest planen zu können.

Diese Aussichten würden die Patientinnen sehr belasten. Die Frauen lassen sich am besten als Bürodamen ihres Ehemannes beschreiben. Die Männer sind meist selbständig und ihre Frauen sind bei ihnen angestellt oder sie haben ihr berufliches Weiterkommen dem ausgeprägteren Kinderwunsch des Ehemannes untergeordnet. Sie werden laufend von ihren Männern in Anspruch genommen, ohne diesen Ansprüchen voll zu genügen und ohne voll mitbestimmen zu können. Entsprechend nehmen sie ihren Männern gegenüber eine nörgelnde, bewundernde, depotenzierende Haltung ein. Die Männer sind nicht prinzipiell für eine Abtreibung, aber auch nicht bereit, sich selbst stärker einzubringen. Im psychischen Bereich hat die Medaille auch zwei Seiten, daher finden sich neben diesen so gut angepaßten Frauen Frauen, die Verwahrlosungszüge aufweisen, sich bisher selten schützten und sich schon lange wundern, daß sie noch nicht schwanger geworden sind. Die Patientinnen wissen um ihre Schwierigkeiten mit ihren Partnern, verstehen die Problematik aber nicht. Sie verteilen sich vor allem auf die Konfliktgruppen „Störungen der weiblichen Geschlechtsidentität", „Trennungskonflikt", „Alterskonflikt" und Verwahrlosungskonflikt.

Faktor 10: ein paar Jahre ihren Berufsaufstieg unterbrochen zu sehen;
ein paar Jahre für andere Männer sexuell nicht so attraktiv zu sein;
ein paar Jahre selten mal allein wegfahren zu können.

Die Patientinnen belastet nach eigenen Angaben nichts, auch die angeführten Situationen würden ihnen überhaupt nichts ausmachen, woraus zu schließen ist, daß sie kein großes Interesse an ihrem weiteren sozialen Umfeld haben. Die Frauen haben eine relativ geringe berufliche Qualifikation, häufig mehr als 2 Kinder und stehen eher am Ende ihrer Geschwisterreihe. Zu dieser Gruppe gehören überdurchschnittlich viele Patientinnen, bei denen der Konflikt nicht deutlich wird.

Bei der Anamneseerhebung wirken sie fordernd, launisch und burschikos. Daher ist es äußerst schwierig, im Gespräch eine Beziehung herzustellen. Vielleicht ist deshalb bei manchen der Konflikt nicht deutlich geworden.

10 Sterilisationspatientinnen im Vergleich mit Interruptio-Sterilisationspatientinnen

10.1 Methodik, Technik und Begründung

In derselben Klinik wurden im gleichen Zeitraum nach derselben Methode – tiefenpsychologische Anamnese, Gießen-Test S – 25 Frauen von mir untersucht, die nicht schwanger waren und lediglich eine Sterilisation durchführen ließen.

Die Nachuntersuchung dieser Patientinnen fand ebenfalls 18 bis 24 Monate nach dem Eingriff statt. Insgesamt 24 Patientinnen – eine hatte die Teilnahme an der Nachuntersuchung verweigert – wurden 1- bis 3mal angeschrieben und um ein Telefongespräch gebeten. Der Gießen-Test S wurde mit der Bitte zugesandt, ihn ausgefüllt zurückzusenden. 23 Frauen haben geantwortet, 11 sandten den Gießen-Test ausgefüllt zurück. Eine Patientin war unbekannt verzogen, eine weitere wurde angerufen, doch verweigerte der Mann jegliche Auskunft und verhinderte, daß seine Frau an den Telefonapparat kam.

Es liegt nahe, diese Patientinnen als Vergleichsgruppe für die 26 Interruptiopatientinnen, die sich ebenfalls sterilisieren ließen, heranzuziehen, um vermutete grundsätzlich unterschiedliche Einstellungen zum Antikonzeptionsverhalten herauszufinden. Diese Unterschiede im Antikonzeptionsverhalten würden die grundlegende Annahme der Konflikthypothese stützen, daß das Antikonzeptionsverhalten psychisch determiniert ist.

10.2 Beziehungssituation und Altersunterschied zum Partner

Tabelle 15. Beziehungssituation und Altersunterschied zum Partner

	Verheiratet und zusammen lebend	Feste Beziehung	Geschieden	Mann mindestens 1 Jahr jünger als seine Frau/Partnerin
Schwanger und Sterilisation	20	6	9	4 (15,4%)
Sterilisation	23	2	6	8 (32,0%)

Ungefähr ein Drittel der Patientinnen, die sich nur sterilisieren lassen, haben einen mindestens 1–8 Jahre jüngeren Partner. In der Gesamtgruppe der Interruptiopatientinnen (außer denen, die sich ebenfalls sterilisieren lassen) haben 15,4% Patientinnen einen jüngeren Partner.

10.3 Zahl der Kinder und bisherige Abbrüche

Tabelle 16. Zahl der Kinder und bisherige Abbrüche

	1 K	2 K	3 K	4 K	6 K	Ohne K	Geplant [%]	Ungeplant [%]	Abbrüche
Schwanger und									
Sterilisation	6	9	4	4	2	3	52,8	47,2	4
Sterilisation	9	13	1	2			51,5	48,5	

Tabelle 17. Erfüllung des Kinderwunsches

	Ja	Nein	Ja	Nein	Kein Kinderwunsch
Schwanger und					
Sterilisation	15	7	13	6	4
Sterilisation	15	5	15	5	4

In beiden Gruppen sind 4 Frauen ohne Kinderwunsch, die jedoch Kinder haben.

10.4 Antikonzeptionsverhalten in den letzten 8 Jahren

Wechselt das Antikonzeptionsverhalten der Patientinnen in dem angegebenen Zeitraum, so werden sie unter der Methode kategorisiert, die den geringsten Schutz bietet.

Tabelle 18. Wechsel des Antikonzeptionsverhaltens

	Methode I	Methode II	Methode III + IV	Plötzlicher Wechsel im Antikonzeptionsverhalten von I zu III oder IV
Schwanger und				
Sterilisation		4	17	5
Sterilisation	10	8	7	

Auffallend in der Gruppe der Sterilisationspatientinnen ist das deutlich bessere Antikonzeptionsverhalten, das konsequent praktiziert wird. So schütz-ten sich alle 10 Patientinnen nach Methode I und nahmen 8–12 Jahre ohne Pause die Pille. Die Patientinnen, die unter Methode II aufgeführt sind, nah-men meist ebenfalls jahrelang die Pille, aber mit Pillenpausen. In diesen ein-bis dreimonatigen Pausen hatten sie entweder konsequent keinen sexuellen Kontakt oder „wenn es unbedingt sein mußte" benutzten sie Kondome und zu-sätzlich Patentex.

10.5 Von wem ging der Vorschlag zur Sterilisation aus?

Tabelle 19. Von wem ging der Vorschlag zur Sterilisation aus?

	Von der Patientin	Vom Partner	Vom Arzt
Schwanger und Sterilisation	17		9
Sterilisation	17	1	7

Es wird deutlich, daß der Anstoß zur Sterilisation überwiegend von der Patientin ausgeht.

10.6 Nachuntersuchung

10.6.1 Beziehungssituation und psychische Verarbeitung

a) Sterilisationspatientinnen. Die Beziehungen sind – von einer Ausnahme abgesehen – unverändert fest. Keine der Patientinnen hatte den Schritt bisher bedauert, sondern alle sind der Meinung, richtig gehandelt zu haben. Ihre Partner sind ebenfalls der gleichen Ansicht.

b) Interruptio-Sterilisationspatientinnen. 4 Frauen sind jetzt ohne Partner. Eine Frau, die vorher keinen Partner hatte, lebt jetzt in einer festen Beziehung. Keine hat den Schritt bisher bedauert.

10.6.2 Seither aufgetretene Beschwerden und Krankheiten

a) Sterilisationspatientinnen. Um Somatisierungstendenzen zu erfassen, wird nach zwischenzeitlich aufgetretenen Krankheiten sowohl bei der Patientin wie bei ihrem Partner gefragt. 9 Frauen geben an, daß sie seit dem Eingriff unter verschiedenen Beschwerden leiden oder kurzfristig gelitten haben – davon hat 1 Patientin einen Nervenzusammenbruch, 1 Patientin mehrere phobische Angstanfälle mit folgender Bewußtlosigkeit und eine Patientin kollabiert seither aufgrund ihres zu niedrigen Blutdrucks. Weder die Patientin mit dem Nervenzusammenbruch noch die Patientin mit den phobischen Angstanfällen sehen einen Zusammenhang mit der Sterilisation. Die Angaben lassen Zweifel an der angegebenen positiven Verarbeitung aufkommen. Bei 3 Partnern sind bisher nicht vorhandene körperliche Beschwerden aufgetreten, 3 kommen nach Auskunft ihrer Frauen in die Wechseljahre und 2 zeigen verstärkte Eifersuchtstendenzen.

b) Interruptio-Sterilisations-Patientinnen. Keine organisch-somatischen Beschwerden.

10.6.3 Veränderungen in der Berufssituation

a) Sterilisationspatientinnen. Auffallend ist, daß 3 Patientinnen sich umschulen lassen – nicht aufgrund von Arbeitslosigkeit, sondern um mehr zu verdienen und um ihre Neigungen besser entfalten zu können – und 2 Patientinnen erneut ins Berufsleben eingestiegen sind. Es entsteht der Eindruck, als habe die Sterilisation in diesen Fällen eine Art Aufbruchsstimmung hervorgerufen.

b) Interruptio-Sterilisations-Patientinnen. 5 Frauen sind mit ihrer beruflichen Situation unzufrieden, eine hat ihren Arbeitsplatz aufgegeben und arbeitet zur Zeit nicht. Keine Umschulung, kein erneuter Eintritt ins Berufsleben.

10.6.4 Vergleich der Gießen-Profile

Varianzanalytisch unterscheiden sich im Gießen-Test die beiden Gruppen in Skala IV, d.h. die Interruptio-Sterilisations-Patientinnen schätzen sich in ihrer Grundstimmung depressiver ein, was durch die Interruptio bedingt sein wird, denn in der Nachuntersuchung besteht dieser Unterschied zwischen beiden Frauengruppen nicht mehr (Abb. 40). Der Vergleich der Belastungsbogen erbringt keine aufschlußreichen Unterschiede.

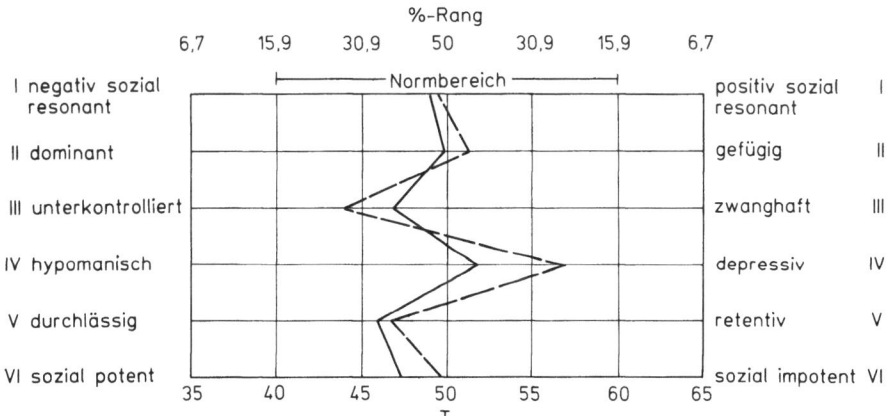

Abb. 40. Mittelwertprofile der Selbstbilder von 23 Interruptiopatientinnen mit Sterilisationswunsch (– – – –) und 24 Patientinnen mit Sterilisationswunsch (———) in der Hauptuntersuchung. Der Unterschied in Skala IV ist signifikant

10.7 Zusammenfassung

Die auffallendsten Unterschiede sind der hohe Anteil an jüngeren Partnern bei den Sterilisationspatientinnen sowie das unterschiedliche Antikonzeptionsverhalten. Es ist denkbar, daß Frauen mit einem jüngeren Partner, der vielleicht zur Stützung des Selbstwertgefühls jünger sein muß, weil Jungsein mit Potenz und Unabhängigkeit verbunden wird, sich aber zugleich durch den Altersunterschied in eine verstärkte Rivalitätssituation hineinmanövrieren. Aus dieser Situation befreien sie sich vorläufig durch die Sterilisation, die auf der sexuellen Ebene mehr Unabhängigkeit und Sicherheit verspricht.

Das sichere Antikonzeptionsverhalten der Sterilisationspatientinnen, das teilweise rigide anmutet, verdeutlicht die Annahme, daß ein unzuverlässiger Antikonzeptionsschutz sich nicht zwangsläufig bei jeder Frau mal einstellt und daher als Ausdruck eines inneren Prozesses betrachtet werden muß.

Über die Verarbeitung von Sterilisation liegt inzwischen umfassende Literatur vor (Wille 1978; Drähne et al. 1977). Danach kommt es bei höchstens 4 % zu Verschlechterungen im familären und psychischen Bereich.

Die Angaben der Patientinnen über das psychische und somatische Befinden in beiden Gruppen sprechen insgesamt für eine positive Verarbeitung des Eingriffs, wobei die Interruptio-Sterilisations-Patientinnen ihn von der Tendenz her besser verkraftet haben. Ausgehend von der Beziehungs- und Arbeitssituation, die die positive Verarbeitung bestätigen, sind es eher die Sterilisationspatientinnen, die den Eingriff besser aufgenommen haben und beruflich gesehen ausgesprochen aktiv werden.

11 Zusammenfassung

In einem Überblick wird die gesetzliche Regelung, einen Schwangerschaftsabbruch machen zu lassen, die Unterschiede in der Handhabung dieses Gesetzes, die Entwicklung der Abbrüche, Geburten, Eheschließungen und Scheidungen in West-Berlin von 1976 bis 1981 dargestellt sowie die Abbruchhäufigkeit mit anderen Ländern verglichen. Auf die durch einen Schwangerschaftsabbruch hervorgerufenen psychischen Probleme, die organischen Früh- und Spätkomplikationen wird eingegangen und die Notwendigkeit betont, daß vor allem über die Erkennung der Entstehungsursachen ein Beitrag zur Reduzierung und besseren Schwangerschaftskonfliktberatung der ungewollten Schwangerschaften, die abgebrochen werden, geleistet werden kann.

Die bisherigen wenigen Erklärungsansätze verstehen die ungewollten Schwangerschaften als

- Folge sozialer Faktoren (Oeter u. Wilken 1981),
- Durchbruch eines unbewußten Wunsches, vom Vater ein Kind zu bekommen (Menne u. Moersch 1980),
- Folge von unbewußten Trennungskonflikten in der Kindheit (Jürgensen 1982),
- Ausdruck von Krisen in der weiblichen Identitätsfindung, vor allem in der Adoleszenz (Kimbal 1970; Ford et al. 1972; Merz 1979).

Die Mängel dieser Untersuchungen bestehen vor allem darin, daß eine bestimmte Patientinnenauswahl stattfand, daß die Erkenntnisse an Patientinnen gewonnen wurden, die eine medizinische oder psychiatrische Indikation aufwiesen, und daß die Männer in die Untersuchung und Interpretation der Ergebnisse nicht miteinbezogen wurden.

An einer Zusammenfassung über die Arbeiten, die sich mit der Verarbeitung von Schwangerschaftsabbrüchen befassen, wird deutlich, daß die bisherigen Arbeiten unzureichend sind, da die Patientinnen meistens nach der Interruptio untersucht wurden, eine spezifische Patientinnenauswahl und geringe Beteiligung vorlag. Mit der Neufassung des § 218 liegt eine völlig veränderte Situation vor, so daß bisherige Ergebnisse nur sehr eingeschränkt übertragen werden können (Peck u. Marcus 1966; Margolis 1971; Brody et al. 1971; Niswander et al. 1972; Perez-Reyes u. Falk 1972; Merz 1979). Die wenigen Arbeiten, die die Frauen sowohl vor wie nach dem Eingriff erfassen und in Ländern stattfanden, deren gesetzliche Regelung annähernd vergleichbar ist, basieren auf Fragebogenerhebungen und weisen z.T. geringe Beteiligungsquoten auf (USA: Shalaby 1975; England: Belsey et al. 1977; Schweiz: Mall-Haefeli 1982; Bundesrepublik: Jürgensen et al. 1982). Aus dieser Kritik ergeben sich Forderungen für eine weitergehende Untersuchung, die die Ursachen von ungewollten Schwangerschaften klären sollen sowie die Verarbeitungsweise von Schwangerschaftsabbrüchen.

Bevor die Hypothese von der ungewollten Schwangerschaft als Konfliktlösungsversuch entwickelt und begründet wird, wird das der Arbeit zugrunde liegende analytische Konfliktverständnis (Schultz-Hencke 1970; Schwidder 1972; Riemann 1961) dargelegt und die Bedeutung und der Konfliktrahmen, in die Schwangerschaften eingebettet sind, erörtert. Die Konfliktkonstellationen umfassen folgende Bereiche:

1. Der Wunsch, schwanger zu werden oder der Wunsch, ein Kind zu bekommen, löst einen antinomischen Konflikt aus und begünstigt die Entwicklung neurotischer Konflikte.
2. Aus entwicklungspsychologischen und psychodynamisch-symbolischen Gründen besitzt eine Schwangerschaft eine einzigartige Bedeutung für das Erleben einer Frau und die Identitätsfindung (Chasseguet-Smirgel 1974; Mitscherlich-Nielsen 1978) und eignet sich daher, um Konflikte im intentionalen Erlebensbereich und im Zusammenhang mit der weiblichen und männlichen Identitätsfindung auszudrücken.
3. Schwangerschaft steht in Verbindung mit Leben, Tod, Partnerschaft, Elternschaft und Loslösung von den eigenen Eltern (Molinski 1982). Daher eignet sie sich als Ausdrucksmittel und Lösungsversuch von Konflikten, die in diesem Zusammenhang motiviert werden.

Die Entwicklung der Hypothese beruht auf dem Nachweis, daß mangelhafte oder fehlende Antikonzeption über soziale Faktoren aufgrund der vorliegenden Untersuchungen nicht erklärt werden kann. Nur unter Einbeziehung unbewußter, psychischer Faktoren und Prozesse kann es gelingen, das widersprüchliche Verhalten – kein Kinderwunsch und kein Antikonzeptionschutz – zu verstehen. Daraus folgt die Hypothese, daß eine ungewollte Schwangerschaft, die auf fehlendes oder äußerst risikoreiches Antikonzeptionsverhalten zurückgeführt wird, Ausdruck eines aktuellen intra- und/oder interpersonellen Konflikts ist. Der interpersonelle Kontext wird betont und der Beitrag des Mannes bei der Entstehung von ungewollten Schwangerschaften weiter differenziert. Der Beitrag des Mannes wird in folgendem gesehen:

1. Qualitative Verbesserung seines Spermas in bestimmten konflikthaften Situationen,
2. verstärkte sexuelle Aktivität zur Zeit des Konzeptionsoptimums der Partnerin,
3. Förderung der neurotischen Ängste der Partnerin – um sich selbst zu entlasten –, was zur Bildung einer Versuchungs- und Versagungssituation führen kann.

Die Überprüfung der Hypothese und die Verarbeitung von Schwangerschaftsabbrüchen wird durch folgenden Untersuchungsansatz realisiert: In der gynäkologischen Abteilung einer Berliner Klinik werden über einen Zeitraum von 10 Monaten 228 Interruptio-Patientinnen – nur 1 lehnt ab – tiefenpsychologisch von mir untersucht und der Gießen-Test S vorgelegt. Die Patientinnen haben die Genehmigung zum Abbruch und befinden sich stationär den ersten

Tag in der Klinik. Der Eingriff wird am folgenden Tag durchgeführt. Alle Patientinnen die den Gießen Test S ausgefüllt haben werden um Teilnahme an einer Nachuntersuchung gebeten, 3 lehnen ab. Die Nachuntersuchung findet 18 bis 24 Monate später statt. 82,3 % der angeschriebenen Patientinnen nehmen daran teil, 70,6 % füllen wieder den Gießen-Test S aus.

Die gewonnenen sozialpsychologischen Daten zeigen, daß die Patientinnen von Schul- und Berufsbildung ausgehend eher überdurchschnittlich sind, zu 84,5 % in festen Beziehungen leben und 50,5 % in Zukunft Kinder haben möchten. Das mangelhafte Antikonzeptionsverhalten von sicherem zu keinem Schutz innerhalb der letzten 2 Jahre unterstützt die Annahme, daß dieses Verhalten durch unbewußte psychische Faktoren determiniert wird. Einschränkend dazu wird auf Tietze (1982) verwiesen, der auf den Zusammenhang zwischen politischer Ordnung und Abbruchvorkommen hinweist. In Kap. 6 werden die typischen Konflikte, die einer ungewollten Schwangerschaft, die abgebrochen wird, zugrunde liegen, beschrieben, mit Hilfe des Gießen-Tests S präzisiert und die Ergebnisse der Nachuntersuchung auf die einzelnen Konfliktsituationen bezogen. Folgende Konfliktsituationen lassen sich herausarbeiten:

Störungen der weiblichen Geschlechtsidentität. Die Patientin hat nicht zu ihrer Rolle als Frau gefunden und versucht, dieses sie beunruhigende Erleben durch eine Schwangerschaft zu bewältigen und zur Identitätsfindung zu kommen. Die gleiche Problematik gilt für den Partner. In der Nachuntersuchung fällt vor allem das völlig veränderte sichere Antikonzeptionsverhalten auf und die verstärkte Bereitschaft, die nächste ungewollte Schwangerschaft auszutragen.

Eröffnungskonflikt – Schwellensituation in der Partnerschaft. Die Konzeption erfolgt im Zusammenhang mit einer Beziehungsaufnahme oder kurz vor einer für die Beziehung wichtigen Entscheidung. Die Durchlässigkeit der Frauen (Skala V im Gießen-Test) liegt außerhalb des Normbereichs und verdeutlicht ihre Bereitschaft, viel preiszugeben, sich wegnehmen zu lassen. Die Schwangerschaft hat die Funktion, diese Preisgabe bei ungeklärter Zukunft zu beenden, indem sie zu einem Klärungsprozeß der Beziehung führt. Die Partner sind häufig Männer, die sich alles offen halten lassen wollen, nehmen, was geboten wird, ohne selbst zu geben und sich zu öffnen. In der Nachuntersuchung fällt vor allem die starke Beziehungsveränderung und der völlige Wechsel im Antikonzeptionsverhalten auf.

Lebenswichtige Entscheidungen und Schwellensituation. Die Schwangerschaft erfolgt kurz vor dem Ende des Examens oder der Lehre. Der Konflikt besteht in der Angst vor der Übernahme der Verantwortung und regressiven Bedürfnissen. Im Gießen-Profil liegen die Patientinnen in Skala I, II und III an der Normbereichsgrenze. Die geringe soziale Resonanz an der Skala I gibt die enttäuschende Lebenserfahrung der Patientinnen wieder und verdeutlicht ihre Schwierigkeiten, in neue Situationen einzutreten und Verantwortung zu übernehmen. Die Schwangerschaft trägt dazu bei, das in dieser Situation brüchige Selbstwertgefühl zu stabilisieren. Die Patientinnen haben häufig Partner, die dazu neigen, ihnen die gesamte Verantwortung im Lebenskampf zuzuschieben. In der Nachuntersuchung zeigt sich, daß die damalige Schwellensituation in 90% überwunden ist und die Patientinnen jetzt alle – außer einer – Methode I oder II praktizieren.

Trennungskonflikt. Die Patientinnen lassen sich in 2 Gruppen aufteilen:

a) Patientinnen, die zu einem Zeitpunkt schwanger werden, in dem die Beziehung bereits in Auflösung begriffen ist. Die Schwangerschaft hat nicht die Funktion, die Trennung zu verhindern, sondern erleichtert den Frauen durch die Stärkung ihres Selbstwertgefühls emotional die Trennung und zeigt dem Partner, wie schlecht er ist.
b) Die Patientinnen geben an, daß sie in einer sehr guten Beziehungssituation leben, wobei die Analyse der auslösenden Situation zeigt, daß sie sich zum Konzeptionszeitpunkt in einer sexuell expansiven Versuchungssituation befunden haben. Die Schwangerschaft hat die Funktion, die gewünschte und gefürchtete Trennung, die auf der bewußten Ebene noch nicht zugelassen werden kann, abzuwehren.

Für die Partner gilt vor allem für die unter a) angeführte Gruppe die gleiche Konfliktsituation; so ist ein Mann während der 2jährigen Beziehung impotent, aber als er nach 6wöchiger Trennung nochmals vorbeikommt, um sein letztes Hemd abzuholen, entwickelt sich aus dieser Begegnung der erste erfolgreiche sexuelle Kontakt. In der Nachuntersuchung bestätigt sich die Hypothese von der sexuell expansiven Versuchungssituation. 7 Patientinnen haben ihre Beziehung in der Zwischenzeit aufgegeben, von denen bezeichneten 6 bei der Erstuntersuchung ihre damalige Beziehung als gut bis sehr gut.

Reaktion auf vollzogene Trennung. Der Konzeption geht eine schmerzhafte Trennung einer längeren festen Beziehung innerhalb des letzten halben Jahres voraus. Als Reaktion darauf suchten sich die Patientinnen eine kurzfristige sexuelle Bekanntschaft und vernachlässigten dabei – im Gegenteil zu früher – den Antikonzeptionsschutz. Das Erleben, begehrt und geliebt zu werden, hilft ihnen, die schmerzhafte Trennung zu überwinden. In der Nachuntersuchung zeigt sich, daß 3 der 4 Patientinnen wieder einen festen Partner gefunden haben, alle schützen sich nach Methode I und II und betonen, daß ein nachlässiges Umgehen mit dem Antikonzeptionsschutz nicht mehr vorkomme.

Beziehungskonflikt. Die Patientinnen leben in einer festen Beziehung und wünschen sich, teilweise seit vielen Jahren, erfolglos Kinder. Die jetzige Schwangerschaft stellt sich infolge eines Urlaubsabenteuers oder als Folge eines Seitensprungs ein. Über die Schwangerschaft sind sie meist sehr glücklich, tragen sie aber aufgrund der Erzeugungssituation nicht aus. Ihre Konzeptionsbereitschaft und -fähigkeit können sie vielleicht nur entfalten, wenn für sie die Gewißheit besteht, daß nach erfolgter Konzeption keine feste Bindung resultiert. Um eine Aussage über die Nachuntersuchung zu machen, ist die Gruppe zu klein.

Verwahrlosungskonflikt. Eine auslösende Konfliktsituation im engeren Sinne läßt sich aufgrund der Struktur nicht finden. Die Patientinnen fallen durch geringe konkrete Bezüge und ausgeprägte Vorwurfshaltung auf und sehen sich prinzipiell außerstande, die für ein sicheres Antikonzeptionsverhalten notwendige Disziplin aufzubringen.

Ablösungskonflikt. Der Konflikt betrifft junge Frauen, die sich schwer von ihren Eltern lösen können und ungern losgelassen werden, sowie ältere Frauen, die sich schwer von ihren Töchtern trennen können und ungern von ihren Töchtern losgelassen werden. Durch die Schwangerschaft demonstriert die Tochter ihrer Mutter, daß sie eine erwachsene Frau ist, sich lösen und von ihrer Mutter losgelassen werden möchte.

Die älteren, ungewollt schwanger gewordenen Frauen erleben die Ablösung der Tochter als Verlust und als Ausdruck von Rivalität. Die ungewollte Schwangerschaft soll diesen Verlust erträglich machen und die Potenz nochmals aufzeigen. Zugleich stellt der Auszug der Tochter meist eine sexuelle, expansive Versuchungssituation für die Mutter dar.

Da die Konflikte eine besondere Variante der Konfliktgruppe Schwellensituation oder Alterskonflikt darstellen, werden die Patientinnen in diesen Gruppen kategorisiert.

Alterskonflikt. Die bevorstehenden Wechseljahre werden als Bedrohung der weiblichen Identität erlebt, und die Schwangerschaft hat die Funktion, diesen Wechsel besser zu verarbeiten, da sie nochmals eine Demonstration der weiblichen Vollwertigkeit darstellt. Die Entfaltung des Konflikts wird durch die Haltung des Partners gegenüber den Wechseljahren mitbestimmt. In der Nachuntersuchung zeigt sich, daß die Beziehungssituation weitgehend unverändert ist und sich alle jetzt nach Methode I schützen. 3 von 13 Patientinnen, die geantwortet haben, bekamen in der Zwischenzeit Enkel. Eine ruft mich an und hat dabei ihren Enkel auf dem Schoß.

Archaisches Aufbäumen. Die Schwangerschaft fällt zeitlich mit dem unerwarteten Tod eines nahestehenden Familienmitglieds oder mit einem schweren gesundheitlichen Schicksalsschlag der Patientinnen oder eines nahen Familienmitglieds zusammen. Die ungewollte Schwangerschaft läßt sich in diesen Fällen als ein Aufbäumen gegen diesen Schicksalsschlag interpretieren. Die Rolle des Mannes bleibt unklar. Die Nachuntersuchung ergibt keine weiteren Hinweise auf die Konflikthypothese.

Kritische Periode. Die Patientinnen fallen dadurch auf, daß sie innerhalb der letzten 2 Jahre schon einmal schwanger waren und die Schwangerschaft austrugen. Es besteht der Verdacht, daß die ausgetragene Schwangerschaft zu verstärkten regressiven Bedürfnissen führte, die durch eine erneute Schwangerschaft befriedigt werden soll. Die Rolle des Mannes bleibt unklar. Für die Hypothese spricht, daß in der Nachuntersuchung 4 von den 11 Patientinnen wieder schwanger geworden sind.

Reaktion auf geplante Sterilisation. Die Schwangerschaft hat die Funktion, den nicht mehr rückgängig zu machenden Eingriff der Sterilisation emotional zu bewältigen, indem die Konzeptionsfähigkeit nochmals demonstriert wird. Die Haltung des Mannes wird wiederum die Erlebensweise einer Sterilisation für die Patientin mitbestimmen. Erlebt er die Sterilisation im Sinne einer Kastration, so ist eine nochmalige Schwangerschaft für die Frau von besonderer Bedeutung. In der Nachuntersuchung antworten 20 von 21 angeschriebenen Frauen. Keine bereut weder die Interruptio noch die Sterilisation. Alle geben an, die Eingriffe gut verkraftet zu haben, dabei klagen aber 5 Patientinnen über Beschwerden, die psychisch bedingt sein können. Rücklaufquote und gute Verarbeitung sprechen dafür, daß die ungewollte Schwangerschaft gebraucht wurde, um sich zur Sterilisation durchzuringen.

Zu den unklaren Konfliktsituationen werden die Patientinnen gerechnet, die sich nach Methode I „echter Unfall" und II „Unfallverdacht" geschützt haben und die, bei denen sich keine auslösende Konfliktsituation finden und die Funktion der Schwangerschaft nicht verstehen läßt, trotz Praktizierung der Antikonzeptionsmethode III oder IV „Konflikt nicht deutlich".

Echter Unfall. Hierbei fällt vor allem auf, daß die Patientinnen sich hochsignifikant geringer depressiv einschätzen als die restlichen Patientinnen, was – ebenso wie die hohe Rücklaufquote – dafür spricht, daß der Schwangerschaft kein Konflikt zugrunde liegt.

Unfallverdacht. Meistens läßt sich keine auslösende Konfliktsituation finden, was auch damit zusammenhängen kann, daß die bekannte Antikonzeptionsmethode die Suche danach negativ beeinflußt hat. Die Frauen weisen ebenfalls in der Nachuntersuchung eine hohe Beteiligung auf.

Konflikt nicht deutlich. In der Nachuntersuchung überrascht, daß 33% sich wiederum nicht schützen und alle die nächste ungewollte Schwangerschaft wieder abbrechen ließen. Die Beziehungssituation ist bei allen unverändert geblieben.

Zusammenfassung der Nachuntersuchung

Das Gießen-Profil der Nachuntersuchung zeigt als einzige hochsignifikante und signifikante Veränderung zur Erstuntersuchung eine Zunahme der positiven sozialen Resonanz, was aufgrund der veränderten Situation verständlich erscheint.

Die Schwerpunkte der Nachuntersuchung:
- die Beziehungssituation: 20,0% trennen sich von ihrem Partner und 60,0% der Frauen, die vorher keinen Partner gehabt haben, leben jetzt in einer festen Beziehung;
- die in der Zwischenzeit aufgetretenen Schwangerschaften: 11,4% sind in der Zwischenzeit wieder schwanger geworden, 3,8% haben einen aktuellen Kinderwunsch, keine ließ erneut einen Abbruch vornehmen;

- das Antikonzeptionsverhalten: 80,0% schützen sich jetzt nach Methode I und II;
- die Verarbeitung: 63,8% geben sie mit gut an, 25,8% leiden bis zu einem Jahr unter dem Eingriff, 10,4% leiden bis zum Tag der Nachuntersuchung, eine Patientin davon bereut, es getan zu haben;
- das hypothetische Entscheidungsverhalten bei erneuter ungewollter Schwangerschaft: 39,2% würden die nächste ungewollte Schwangerschaft austragen.

Die Patientinnen, die nicht geantwortet haben, werden auf die Frage hin untersucht, ob ihre fehlenden Antworten die Aussagekraft der Patientinnen, die geantwortet haben, einschränkt, was weitgehend verneint wird. Die Verarbeitung des Eingriffs wird nochmals gesondert an den Patientinnen überprüft, die in der Zwischenzeit wieder schwanger geworden sind oder werden möchten und an den Patientinnen, die den Eingriff besonders schlecht verkraftet haben. Dabei wird deutlich, daß die erneut Schwangeren oder Kinderwunsch Habenden „eigentlich" gegen den Abbruch waren und daß die schlechte Verarbeitung häufig im Zusammenhang mit einer Trennung stand.

In der Zusammenfassung über die Nachuntersuchung wird anhand der Ergebnisse und in Übereinstimmung mit anderen Autoren (Noble 1972; Ashton 1980) betont, daß der Abbruch und die damit verbundene Auseinandersetzung eher zu einer Reifung und Differenzierung der Persönlichkeit als zu bleibenden psychischen Schäden führt. Auf das Schicksal ungewollter Kinder und die Zusammenhänge zwischen Einstellung zu Schwangerschaft und dem Befinden Neugeborener wird hingewiesen (Forsman u. Thuwe 1966; Lukesch 1975; Maspfuhl 1981).

Die Faktorenanalyse zwischen Gießen-Test-Skalen und den Fragen des Belastungsbogens ergibt nur geringe Zusammenhänge. Die Faktorenanalyse des Belastungsbogens weist 5 Faktoren mit hohen Ladungen auf, die Muster darstellen, deren Interpretation zum weiteren Konfliktverständnis beiträgt.

Im letzten Kapitel werden die Interruptio-Sterilisations-Patientinnen mit Sterilisationspatientinnen verglichen. Dabei wird deutlich, daß die Sterilisationspatientinnen ein anderes Antikonzeptionsverhalten aufweisen, was die grundlegende Annahme der Schwangerschaftskonflikthypothese stützt, daß das Antikonzeptionsverhalten psychisch determiniert ist.

Schlußfolgerungen

a) Allgemeine Folgerungen. Die ungewollte Schwangerschaft, die abgebrochen wird und auf fehlenden oder äußerst nachlässigen Antikonzeptionsschutz zurückzuführen ist, wird primär als Ausdruck eines intra- und interpsychischen Konflikts verstanden. Die vorgeschriebene Beratung sollte sich daher nicht nur auf die Frau beschränken, sondern den Partner unbedingt miteinbeziehen. Eine Sterilisation kann in Verbindung mit einer Interruptio durchgeführt werden, ohne daß sich dies negativ auf die Verarbeitung des Eingriffs auswirkt.

b) Für die Berater/-innen. Die vorgeschriebene Beratung muß die Funktion der ungewollten Schwangerschaft in den Mittelpunkt stellen, um Wiederholungen zu vermeiden. Eine Entscheidungshilfe für die aktuelle Situation kann sie nur leisten, wenn es gelingt, die Schwangerschaft zu verstehen. Bei Patientinnen, die innerhalb der letzten 2 Jahre entbunden haben und bei denen sich keine auslösende Konfliktsituation finden läßt, ist eine eingehende Beratung unter Einbeziehung des Partners angezeigt, da die Wahrscheinlichkeit, daß die Frauen kurz nach der Unterbrechung erneut schwanger werden und dann das Kind austragen wollen, hoch ist. Dies gilt auch für die Patientinnen, die „eigentlich" gegen Eingriff sind, sich dann aber aus beruflichen, finanziellen und vor allem partnerschaftlichen Gründen dafür entschließen.

c) Für die niedergelassenen Gynäkologen/Gynäkologinnen. Ihr Einfluß auf das Antikonzeptionsverhalten muß verstärkt werden. Da beinahe 50% der Patientinnen, die ihren sicheren Antikonzeptionsschutz zwischen 1 bis 24 Monaten vor der Konzeption aufgaben und sich davon dann 72% schlicht überhaupt nicht mehr schützen, verdeutlicht die Wichtigkeit, präventiv beratend – wenn möglich unter Einbeziehung der aktuellen Situation – tätig zu sein. Weiterhin gilt für sie das bereits unter b) Erwähnte.

d) Für weitere Forschungen. Auch in dieser Arbeit wird die Rolle des Mannes nicht ausreichend berücksichtigt. Weitere Erkenntnisse über die Entwicklung und die Abhängigkeit des Antikonzeptionsverhaltens von Männern und den zum praktizierten Antikonzeptionsverhalten führenden Entscheidungsprozeß werden entscheidend zum Verständnis und zur Reduzierung von ungewollten Schwangerschaften beitragen, ebenso wie das Erkennen von Faktoren, die einen plötzlichen Wechsel im Antikonzeptionsverhalten begünstigen oder herbeiführen.

BELASTUNGSBOGEN
Welche der angeführten Situationen würde Sie nicht belasten – sehr belasten
(Ihre Familie)? (*n. b.*, nicht belastend; *s. b.*, sehr belastend)

1. Ein paar Jahre wenig Geld zu haben	n.b.	1 2 3 4 5 6 7	s.b.
2. Ein paar Jahre nicht in Sommerurlaub fahren zu können	n.b.	1 2 3 4 5 6 7	s.b.
3. Ein paar Jahre als Hausfrau tätig sein zu müssen	n.b.	1 2 3 4 5 6 7	s.b.
4. Ein paar Jahre Ihren Beruf (oder Ihre derzeitige Tätigkeit) nicht ausüben zu können	n.b.	1 2 3 4 5 6 7	s.b.
5. Ein paar Jahre selten (mit Ihrem Mann) abends ausgehen zu können	n.b.	1 2 3 4 5 6 7	s.b.
6. Ein paar Jahre morgens selten lange im Bett liegen zu können	n.b.	1 2 3 4 5 6 7	s.b.
7. Ein paar Jahre wenig sparen zu können	n.b.	1 2 3 4 5 6 7	s.b.
8. Ein paar Jahre in der Woche 2- bis 3mal im Schlaf gestört zu werden	n.b.	1 2 3 4 5 6 7	s.b.
9. Ein paar Jahre nicht in Winterurlaub fahren zu können	n.b.	1 2 3 4 5 6 7	s.b.
10. Ein paar Jahre Ihren Berufsaufstieg unterbrochen zu sehen	n.b.	1 2 3 4 5 6 7	s.b.
11. Ein paar Jahre für andere Männer sexuell nicht so attraktiv zu sein	n.b.	1 2 3 4 5 6 7	s.b.
12. Ein paar Jahre selten mal allein wegfahren zu können	n.b.	1 2 3 4 5 6 7	s.b.
13. Ein paar Jahre stark in Anspruch genommen zu werden	n.b.	1 2 3 4 5 6 7	s.b.
14. Ein paar Jahre wenig Ruhe zu haben	n.b.	1 2 3 4 5 6 7	s.b.
15. Ein paar Jahre nicht fest planen zu können	n.b.	1 2 3 4 5 6 7	s.b.
16. Ein paar Jahre sich wenig anschaffen zu können	n.b.	1 2 3 4 5 6 7	s.b.
17. Belastet Sie die jetzige Schwangerschaftsunterbrechung	n.b.	1 2 3 4 5 6 7	s.b.

13 Literatur

Abernathy V (1973) The abortion constellation. Arch Gen Psychiatry 29:346–350

Adler M (1980) Schwangerschaftsabbruch als Sozialtechnik. Dtsch Ärztebl 12:765–772

Argelander H (1967) Das Erstinterview in der Psychotherapie. Psyche 21:341–368

Arnds HG (1973 a) Zum Begriff der psychoanalytisch-diagnostischen Anamnese. Z Psychother med Psychol 23:192–195

Arnds HG (1973 b) Die Praxis psychoanalytisch-diagnostischer Anamnesetechnik. Z Psychother med Psychol 23:238–246

Ashton JR (1980) The psychosocial outcome of induced abortion. Br J Obstet Gynecd 87:1112–1115

Ashton JR (1981) The after-care of abortion patients. J R Coll Gen Pract 31:217–222

Beckmann D, Richter HE (1972) Gießen-Test. Huber, Bern

Beckmann D, Richter HE (1979) Erfahrungen mit dem Gießen-Test. Huber, Bern Stuttgart Wien

Belsey EM, Greer HS, Lal S (1977) Prediction factors in emotional response to abortion. Soc Sci Med [A] 11:71–82

Bönitz D (1979) Zur Psychologie der Abtreibung. Vandenhoeck & Rupprecht, Göttingen

Brody H, Meikle S, Gerritse R (1971) Therapeutic abortion. A prospective study. Am J Obstet Gynecd 109:347–353

Brown LS (1977) Do users have more fun? A study of the relationship between contraceptive behavior, sexual assertiveness, and patterns of causal attributions. Carbendale, Southern Illinois University

Buck W (1976) Psychische Folgezustände des legalen Schwangerschaftsabbruchs. Med Dissertation, Med Hochschule Hannover

Chasseguet-Smirgel J (1974) Psychoanalyse der weiblichen Sexualität. Suhrkamp, Frankfurt/Main

Chertok L (1969) Motherhood and personality, psychosomatic aspects of childbirth. Tavistock, London

Chung CS, Smith RG, Steinhoff PG (1982) Induced abortion and spontaneous fetal loss in subsequent pregnancies. Am J Public Health 72:548–554

Daling JR (1977) Subsequent pregnancy outcome following induced abortions. University of Washington, Washington

David HP, Rasmussen NK, Holst E (1981) Postpartum and postabortion psychotic reactions. Fam Plann Perspect 13:88–92 Demographie Yearbook New York 1980

Deneke JFV (1980) Was ist Notlage? Was ist zumutbar? Dtsch Aerztebl 10:569–571

Diederichs P (1976) Psychologische Probleme des Schwangerschaftsabbruchs. Berl Ärztekammer 6:280–284

Diederichs P (1980) Zur seelischen Verarbeitung des Schwangerschaftsabbruchs. In: Eser A, Hirsch HA (Hrsg) Sterilisation und Schwangerschaftsabbruch. Stuttgart, S 100–104

Döring GK (1980) Die gebräuchlichen Methoden der Kontrazeption. Dtsch Aerztebl 20:1309–1314

Drähne H, Frick V, Kunz S (1977) Die psychische Verarbeitung der Sterilisation – eine prospektive Studie. Arch Gynekol 224:531–537

Dryfoos GJ (1982) Contraceptive use, pregnancy intentions, and pregnancy outcomes among US women. Fam Plann Perspect 14/2:81–94

Dührssen A (1972) Analytische Psychotherapie in Theorie, Praxis und Ergebnissen. Vandenhoeck & Rupprecht, Göttingen

Duncan SLB Outcome of subsequent pregnancy following induced abortion. Vortrag anläßlich des Internationalen Symposiums „Reproductive Health Care", Maui, USA, 1982

Ekblad M (1953) Psychiatric follow-up study of women after legal abortion. Acta Psychiatr Neurol Scand 80:162–167

Ford VC, Castelnuovo-Tedesco P, Long KD (1972) Women who seek therapeutic abortion: A comparison with women who complete their pregnancies. Am J Psychiatry 129:546–552

Forsman H, Thuwe J (1966) One hundred and twenty children born after application for therapeutic abortion refused. Acta Psychiatr Scand 42:78–88

Frank P (1982) Long term sequelae of induced abortion. Vortrag anläßlich des Internationalen Symposiums „Reproductive Health Care", Maui, USA, 1982

Freud S (1975 a) Studien über Hysterie. 1896. In: Studienausgabe, Bd VI. Fischer, Frankfurt/Main S 51–82

Freud S (1975 b) Traum und Melancholie. 1915. In: Studienausgabe, Bd III. Fischer, Frankfurt/Main, S 193–212

Freud S (1975 c) Vorlesungen zur Einführung in die Psychoanalyse. 1916. In: Studienausgabe, Bd I. Fischer, Frankfurt/Main, S 34–80

Freud S (1975 d) Das Ich und das Es. 1923. In: Studienausgabe, Bd III. Fischer, Frankfurt/Main, S 273–327

Frick V, Kessler S, Pferdmenges J (1973) Psychologische Aspekte der Nebenwirkungen oraler Kontrazeption. Arch Gynekol 214:252–253

Frick V, Lübke R, Sommer K, Schindler AE (1983) Die sekundäre Amenorrhoe. In: Prill HJ, Langen D (Hrsg) Der psychosomatische Weg zur gynäkologischen Praxis. Schatthauer Stuttgart New York, S 178–185

Friedman CM, Greenspan R, Mittelman F (1974) The decision-making process and the outcome of therapeutic abortion. Am J Psychiatry 131:1332–1335

Fuchs V, Houdek J, Krul J, Sistek J (1969/70) Influence of artificial interruption of pregnancy on the future pregnancy. Ber Gynäkol Geburtshilfe (Abstr) 100:335

Geburtshilflich-gynäkologische Statistik (1983) I EG – 5088/7116 Senator für Gesundheit, Soziales und Familie, Berlin

Gloor PH, Hagmann HM, Munri M (1982) L'interruption de grossesse en Suisse: quelques chiffres et une évolution. Schweiz Rundsch Med 71/6:225–229

Goebel P (1983) Ungewollte Schwangerschaft – Audruck eines Konflikts oder Zufall. In: Lokkot R, Rosemeier HP (Hrsg) Ärztliches Handeln und Intimität. Enke Stuttgart, S 143–153

Goebel P, Dieckhoff U (1983) Zur Psychodynamik von Ehepaaren mit Kinderwunsch bei funktioneller und/oder organisch bedingter Sterilität. In: Studt HH (Hrsg) Psychodynamik in Forschung und Praxis. Urban & Schwarzenberg, München Wien Baltimore, S 496–503

Goldberg MS (1982) Abortion as a perceived need. Vortrag anläßlich des Internationalen Symposiums „Reproductive Health Care", Maui, USA, 1982

Goldschmidt O (1973) Die funktionelle Sterilität der Frau. Psyche 27:69–86

Goldschmidt O, de Boor C (1976) Psychoanalytische Untersuchung funktionell steriler Ehepaare. Psyche 61:899–923

Grewe W (1968) Psychische Folgen nach Schwangerschaftsunterbrechung und Sterilisation. Habilitationsschrift, Universität Gießen

Hardt W, Stadler C, Zahn V (1980) Schwangerschaftsverlauf nach mißlungener Abruptio oder intrauteriner Manipulation in der Frühschwangerschaft. Geburtshilfe Frauenheilkd 40:654–657

Heinrichs J (1980) Schwangerschaftsabbruch 1979 – der ideologische Kern der Auseinandersetzung. Dtsch Aerztebl 18:1195–1198

Henshaw SK, O'Reilly K (1983) Characteristics of abortion patients in the United States 1979 and 1980. Fam Plann Perspect 15/1:5–16

Höbich C (1980) Erfahrungsbericht einer Modellberatungsstelle. Vortrag auf dem Deutschen Gynäkologie-Kongreß, München, 1980

Iversen G (1979) Schutz des ungeborenen Lebens – mit Blick auf seine Zukunft? Dtsch Aerztebl 34:2143

Jacobsson L, Schoultz BV, Solheim F (1976) Repeat aborters – first aborters, a social psychiatric comparison. Soc Psychiatry 11:75–86

Jansson B (1965) Mental disorders after abortion. Acta Psychiatr Scand 41:87–110

Jürgensen O (1982) Schwangerschaftsabbruch unter dem Aspekt von unbewältigten Trennungskonflikten – eine tiefenpsychologische Untersuchung. In: Poettgen H (Hrsg) Die ungewollte Schwangerschaft. Deutscher Ärzteverlag, Köln, S 119–123

Jürgensen O, Siedentopf HG, Trainer U (1982) Das Selbstverständnis nach dem Schwangerschaftsabbruch. In: Poettgen H (Hrsg) Die ungewollte Schwangerschaft. Deutscher Ärzteverlag Köln, S 124–127

Kattentidt B (1980) Der Paragraph 218 im Vergleich mit der DDR. Dtsch Aerztebl 8:476–479

Kimball CP (1970) Some observations regarding unwanted pregnancies and therapeutic abortions. Obstet Gynecol 35:293–296

Kirchhoff H (1972) Komplikationen beim legalen Schwangerschaftsabbruch. Dtsch Aerztebl 69:2788–2792

Korporal I, Tietze KW (1981) Schwangerschaftsabbruchstatistik. In: Brennecke R, Greiser E, Paal AH: Datenquellen für Sozialmedizin und Epidemiologie. Springer, Berlin Heidelberg New York

Koschorke M (1979) Beratung in Widersprüchen. In: Koschorke M, Sandberger JF (Hrsg) Schwangerschaftskonfliktberatung. Vandenhoeck & Rupprecht, Göttingen, S 13–48

Lembrych S (1972) Schwangerschafts-, Geburts- und Wochenbettverlauf nach künstlicher Unterbrechung der ersten Gravidität. Zentralbl Gynaekol 94:164–168

Lewit S, Tietze C (1982) Age patterns by pregnancy outcome. Vortrag, gehalten auf dem Internationalen Symposium „Reproductive Health Care", Maui, USA, 1982

Lidz RW (1979a) Fruchtbarkeit und Selbstverwirklichung der Frau. Familiendynamik 4:49–58

Lidz RW (1979b) Motivationen und Konflikte der Empfängnisverhütung. Familiendynamik 4:246–254

Loch H (1977) Grundriß der psychoanalytischen Theorie. In: Loch W (Hrsg) Die Krankheitslehre der Psychoanalyse. Hirzel, Stuttgart, S 1–56

Lukesch M (1975) Psychogene Faktoren der Schwangerschaft mit einer empirischen Untersuchung über die Bedeutung der Partnerbeziehung für die Einstellung der Mutter zur Schwangerschaft. Dissertation, Universität Salzburg

Malinowski B (1930) Das Geschlechtsleben der Wilden in Nord-West-Melanesien. Grethlein, Leipzig

Mall-Haefeli M, Pfund T, Rauchfleisch U (1982) Eine Prospektivstudie des Sozialmedizinischen Dienstes der Universitäts-Frauenklinik Basel über den Schwangerschaftsabbruch. In: Poettgen H (Hrsg) Die ungewollte Schwangerschaft. Deutscher Ärzteverlag, Köln, S 96–98

Margolis H (1971) Therapeutic abortion follow-up study. Am J Obstet Gynecol 110:243–249

Maspfuhl B (1981) Normwertadaption des Schwangerschaftseinstellungsbogens (SSG) von Lukesch und Lukesch. Probl Ergeb Psychol 77:57–68

Mayer ET (1980) Aktuelle Fragen zur Abtreibung. Dtsch Aerztebl 1:31–36

Menne K, Moersch M (1980) Zur Psychoanalyse von Schwangerschaftskonflikten. Psyche 34:121–151

Merz M (1979) Unerwünschte Schwangerschaft in der Adoleszenz. Huber Berlin Stuttgart Wien

Mitscherlich-Nielsen M (1978) Zur Psychoanalyse der Weiblichkeit. Psyche 32:669–694

Molinski H (1972) Kontrazeption und konflikthaftes Erleben der Schwangerschaft. Pro Familia Informationen 2

Molinski H (1982) Schwangerschaft als Konflikt, Abruptio und Schwangerschaftskonfliktlösung. In: Poettgen H (Hrsg) Die ungewollte Schwangerschaft. Köln, S 83–89

Molinski H, Seiff M (1967) Einige deutliche Reaktionen bei der Einnahme von Ovulationshemmern. Z Psychother Psychol 17:6–12

Mosley TD, Follingstad DR, Harley H (1981) Psychological factors that predict reaction to abortion. J Clin Psychol 37/2:276–279

Münz R, Pelikan J (1978) Geburt oder Abtreibung. Jugend u Volk, Wien

Nair CR (1982) Repeated abortions in Canada 1974-1979. Vortrag gehalten auf dem Internationalen Symposium „Reproductive Health Care", Maui, USA, 1982

Niemela P, Lehtinen P, Rauramo L (1981) The first abortion and the last. A study of the personality factors under lying repeated failure of contraception. Int J Gyneol Obstet 19:193-200

Nijs P (1972) Psychosomatische Aspekte der oralen Antikonzeption. Enke, Stuttgart

Niswander KR, Singer J, Singer M (1972) Psychologigal reaction to therapeutic abortion. Am J Obstet Gynecol 114:23-33

Noble D (1972) An epidemiological study of psychosocial delayed decisions to abortion. California School of Professional Psychology, San Francisco

Oeter F (1979) Dritter Familienbericht – ein Dokument der Hilflosigkeit. Dtsch Aerztebl 46:3055-3061

Oeter F, Nohke H (1982) Der Schwangerschaftsabbruch – Gründe, Legitimationen, Alternativen. Kohlhammer, Stuttgart (Schriftenreihe des Bundesministers für Jugend, Familie und Gesundheit, Bd 123)

Oeter K, Wilken M (1981) Psychosoziale Entstehungsbedingungen unerwünschter Schwangerschaften. Kohlhammer, Stuttgart (Schriftenreihe des Bundesministers für Jugend, Familie und Gesundheit, Bd 75)

Peck A, Marcus H (1966) Psychiatric sequelae of therapeutic interruption of pregnancy. J Nerv Ment Dis 143:417-425

Perez-Reyes MG, Falk R (1973) Follow-up after therapeutic abortion in early adolescence. Arch Gen Psychiatry 28:120-126

Petersen P (1969) Psychiatrische und psychologische Aspekte der Familienplanung bei oraler Kontrazeption. Thieme, Stuttgart

Poettgen H (1979) Pro Familia – contra legem. Dtsch Aerztebl 31:2844

Riemann F (1961) Grundformen der Angst und die Antinomien des Lebens. Reinhardt, München Basel

Sachdev P (1982) Contraceptive Behavior among Abortion Women: A Critical Analysis. Vortrag gehalten auf dem Internationalen Symposium „Reproductive Health Care", Maui, USA

Schempp U (1982) Soziale Gegebenheiten und psychologische Hintergründe bei ambulanten Schwangerschaftsabbrüchen. Dissertation, Universität Berlin

Schmidt R, Priest RG (1981) The effects of termination of pregnancy: A follow-up study of psychiatric referrals. Br J Med Psychol 54:267-276

Schmidt-Harzbach (1979) Die Frau entscheidet selbst. Erfahrungen aus der DDR. In: Koschorke M, Sandberger JF (Hrsg) Schwangerschaftskonfliktberatung. Vandenhoek & Rupprecht, Göttingen, S 311-323

Schoultz B von, Bjork JB, Jacobsson L (1982) Free abortion: Motives, attitudes & relationship between women and their men. Vortrag anläßlich des Internationalen Symposiums „Reproductive Health Care", Maui, USA, 1982

Schulte W, Schulte M, Schulte S (1969) Unerwünschte Schwangerschaft, Thieme, Stuttgart

Schultz-Hencke H (1970) Lehrbuch der analytischen Psychotherapie. Thieme, Stuttgart

Schwarz K (1980) Informationen und Informationslücken zur neueren Entwicklung von Ehe und Familie in der Bundesrepublik Deutschland. In: Rupp S, Wingen M (Hrsg) Eheschließung und Familienbildung heute. Selbstverlag, S 24-38

Schwidder W (1972) Neopsychoanalyse. In: Grundzüge der Neurosenlehre, Bd I. Urban & Schwarzenberg, Berlin Wien, S 563-612

Shalaby LM (1975) How women feel about abortion. Psychological, attitudinal, and physical effects of legal abortion. University of Iowa

Shershefsky PM, Yarrow LJ (Hrsg) (1973) Psychological aspects of a first pregnancy and early postnatal adaption. Raven, New York

Statistisches Jahrbuch 1979 für die Bundesrepublik Deutschland. Statistisches Bundesamt Wiesbaden (Hrsg). Kohlhammer, Stuttgart Mainz

Statistisches Jahrbuch Berlin 1980. Statistisches Landesamt, Berlin

Stauber M (1979) Psychosomatik der sterilen Ehe. Grosse, Berlin

Stierlin H, Rücker-Embden, Wetzel N, Wirsching M (1977) Das erste Familiengespräch. Klett, Stuttgart

Stoll P (1980) Arzt und Schwangerschaftsabbruch. Dtsch Aerztebl 10:607–616

Studt HH (1974) Psycho- und Somatoneurosen im Vergleich: Anstneurose/Phobie, Asthma Bronchiale. Habilitationsschrift, Universität Freiburg

Tietze C (1982) Age and parity patterns of legal abortion. Vortrag gehalten auf dem Internationalen Symposium „Reproductive Health Care", Maui, USA, 1982

Unterrichtung durch die Bundesregierung (1980) Bericht der Kommission zur Auswertung der Erfahrungen mit dem reformierten §218 des Strafgesetzbuches. Drucksache 8/3630, 1980

Wadhera SN, Segal Abortions in Canada, 1970–1980. Vortrag anläßlich des Internationalen Symposiums „Reproductive Health Care", Maui, USA 1982

Willi R (1978) Nachuntersuchungen an sterilisierten Frauen. Stuttgart

Willi J (1975) Die Zweierbeziehung. Rowohlt, Hamburg

Wimmer-Puchinger B (1979) Motive zum Schwangerschaftsabbruch – psychologische und soziale Determinanten in der Entscheidungsbildung. In: Pelikan J, Rockenschaub H, Strotzka H (Hrsg) Gesellschaftswissenschaftliche Studien. Jugend u Volk, Wien, S 49–67

Wimmer-Puchinger B (1982) Schwangerschaft als latenter Konflikt – empirische Untersuchung über soziale und psychische Determinanten der Entscheidungsbildung. In: Poettgen H (Hrsg) Die ungewollte Schwangerschaft. Deutscher Ärzteverlag, Köln, S 99–109

Wolff U (1980) Pro Familia – contra familiam. Berl Aerztekammer 3:92–95

Wyatt F (1975) The psychoanalytic theory of fertility. Int J Psychoanal Psychother 4:568–585

Ärztliche Maßnahmen aus psychologischer Sicht – Beiträge zur medizinischen Psychologie

Herausgeber: **E. Brähler, J.W. Scheer**
1984. 13 Abbildungen. Etwa 225 Seiten
DM 58,-. ISBN 3-540-13184-1

Fortbildung für Ärzte – Beiträge aus der psychosomatischen Medizin

Herausgeber: **W. Schüffel, C.F. Fassbender**
1984. X, 130 Seiten
DM 32,-. ISBN 3-540-13219-8

Gestagene in oralen Kontrazeptiva

Herausgeber: **H.M. Bolt**
1984. 22 Abbildungen. Etwa 90 Seiten
DM   ,-. ISBN 3-540-13516-2

Gießener Gynäkologische Fortbildung 1983

XIII. Fortbildungskurs für Fachärzte der Frauenheilkunde und Geburtshilfe
Herausgeber: **W. Künzel**
1983. 67 Abbildungen. X, 255 Seiten
DM 98,-. ISBN 3-540-12999-5

D.G. Hertz, H. Molinski

Psychosomatik der Frau

Entwicklungsstufen der weiblichen Identität in Gesundheit und Krankheit
Unveränderter Nachdruck der 2. Auflage. 1984. 11 Abbildungen. X, 159 Seiten
DM 32,-. ISBN 3-540-10656-1

Infertility

Diagnosis and Management
Editor: **J. Aiman**
1984. 136 figures. Approx. 260 pages. (Clinical Perspectives in Obstetrics and Gynecology)
Cloth DM 148,-. ISBN 3-540-90940-0

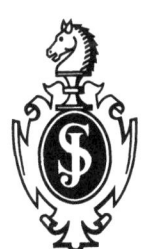

Springer-Verlag
Berlin
Heidelberg
New York
Tokyo

P.J. Keller

Hormonale Störungen in der Gynäkologie

Diagnostik und Behandlung

3., neubearbeitete Auflage. 1984. 89 Abbildungen, 10 Tabellen. Etwa 160 Seiten. (Kliniktaschenbücher)
DM 29,80. ISBN 3-540-13451-4

S. Koller

Risikofaktoren der Schwangerschaft

Auswertung von 7870 Schwangerschaften der prospektiven Untersuchungsreihe „Schwangerschaftsverlauf und Kindesentwicklung" der Deutschen Forschungsgemeinschaft

Unter Mitarbeit von K. H. Degenhardt, H. Michaelis, J. Michaelis, P. Netter
1983. 34 Abbildungen, 292 Tabellen.
XVII, 355 Seiten
Gebunden DM 280,-. ISBN 3-540-12379-2

The Menopause

Editor: **H. J. Buchsbaum**
1983. 74 figures. XIV, 225 pages. (Clinical Perspectives in Obstetrics and Gynecology)
Cloth DM 98,-. ISBN 3-540-90825-0

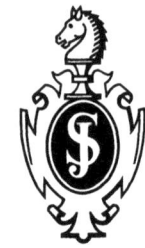

Springer-Verlag
Berlin
Heidelberg
New York
Tokyo

T. Öney, H. Kaulhausen

Früherkennung und Prävention von hypertensiven Komplikationen in der Schwangerschaft

Geleitwort von E. J. Plotz
1983. 12 Abbildungen. XIII, 119 Seiten
DM 62,-. ISBN 3-540-12647-3

Psychosomatische Probleme in der Gynäkologie und Geburtshilfe

Herausgeber: **V. Frick-Bruder, P. Platz**
1984. 26 Abbildungen, 12 Tabellen.
XI, 207 Seiten
DM 48,-. ISBN 3-540-13227-9

T. Rabe, B. Runnebaum

Kontrazeption

Methoden, Indikation, Kontraindikation

Mit einem Geleitwort von J. Zander
1982. 138 Abbildungen, 172 Tabellen.
IX, 395 Seiten (Heidelberger Taschenbücher, Band 213)
DM 29,80. ISBN 3-540-11132-8

E. v. Staehr, H. v. Staehr

Wie verhalte ich mich bei Schwangerschaft, Geburt und Rückbildung

Vorsorge ist die beste Fürsorge

Geleitwort von H. Stockhausen
4., erweiterte Auflage. 1984. 38 Abbildungen.
VIII, 66 Seiten
DM 20,-. Bei einer Mindestabnahme von 20 Exemplaren 20% Nachlaß pro Exemplar.
ISBN 3-8070-0336-3

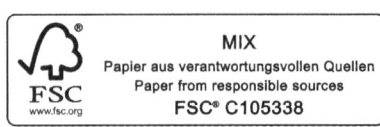

MIX
Papier aus verantwortungsvollen Quellen
Paper from responsible sources
FSC® C105338

If you have any concerns about our products,
you can contact us on
ProductSafety@springernature.com

In case Publisher is established outside the EU,
the EU authorized representative is:
Springer Nature Customer Service Center GmbH
Europaplatz 3, 69115 Heidelberg, Germany

Printed by Libri Plureos GmbH
in Hamburg, Germany